看護学生のための 第2版
5分間テスト
必修問題[...]
― 看護技術の実践に必要な[...]

JN057208

CONTENTS

学習の記録

活用方法・学習の進め方

① 小テストとして！

1回5分の小テストとしてご活用ください。

第1回から順番にやらなくても〇Kです。

ランダムにこなすことで、抜き打ちの小テストとして活用できます。

② 宿題・課題として！

コンパクトなボリュームですので、毎日継続的に取り組むために最適です。

日々の宿題や休み期間中の課題としても活用できます。

③ 1年生のうちから！

本書は必修問題レベルの基本的な内容でまとめています。低学年のうちから

コツコツ取り組むことで、少しずつ試験を意識した学習習慣が身につきます。

	実施日	正解		実施日	正解
第1回	/	14問中　問	第18回	/	14問中　問
第2回	/	14問中　問	第19回	/	9問中　問
第3回	/	14問中　問	第20回	/	14問中　問
第4回	/	14問中　問	第21回	/	14問中　問
第5回	/	9問中　問	第22回	/	14問中　問
第6回	/	14問中　問	第23回	/	14問中　問
第7回	/	14問中　問	第24回	/	14問中　問
第8回	/	14問中　問	第25回	/	14問中　問
第9回	/	14問中　問	第26回	/	14問中　問
第10回	/	14問中　問	第27回	/	9問中　問
第11回	/	14問中　問	第28回	/	9問中　問
第12回	/	14問中　問	第29回	/	9問中　問
第13回	/	14問中　問	第30回	/	9問中　問
第14回	/	9問中　問	第31回	/	14問中　問
第15回	/	14問中　問	第32回	/	14問中　問
第16回	/	14問中　問	第33回	/	14問中　問
第17回	/	14問中　問			

基本技術①　看護過程

1 文章を読み、正しいものには〇、誤っているものには✕を書きなさい。

（1）看護過程を展開するにあたり、看護上の問題は１つにしぼる
　　　のがよい。　　　　　　　　　　　　　　　　　　　　　　　解答

（2）原因が不明な事象については、看護上の問題とはしない。　　　解答

（3）看護問題の優先度は、状況によってその都度変更しても
　　　構わない。　　　　　　　　　　　　　　　　　　　　　　　解答

（4）看護過程の展開がうまく進まないときは、前の段階に戻って
　　　もよい。　　　　　　　　　　　　　　　　　　　　　　　　解答

（5）患者の好みや性格などは、看護に必要な情報には含めない。　　解答

（6）医師の代わりに看護師が医学問題を明らかにすることを
　　　看護診断という。　　　　　　　　　　　　　　　　　　　　解答

（7）立案した看護計画に基づいて看護を実行する段階を
　　　アセスメントという。　　　　　　　　　　　　　　　　　　解答

（8）看護目標の主語は患者である。　　　　　　　　　　　　　　解答

（9）看護問題を明確化するときには、患者の意見は反映させない。　解答

（10）最も優先すべき看護問題は、患者の家族の希望である。　　　解答

2 つぎの設問に答えなさい。

（1）つぎのうち、主観的情報はどれか。

　　1．苦悶様の顔貌

　　2．心電図の所見

　　3．飲水量

　　4．息苦しさの訴え　　　　　　　　　　　　　解答＿＿＿＿＿＿

（2）つぎのうち、客観的情報はどれか。

　　1．腹部が痛いという訴え

　　2．ドレーン刺入部の発赤

　　3．不定愁訴

　　4．治療方針に対する患者の意見　　　　　　　解答＿＿＿＿＿＿

（3）情報を記載する際のSOAP形式において「S」が意味するのはどれか。

　　1．客観的データ

　　2．主観的データ

　　3．査定・評価

　　4．実施計画　　　　　　　　　　　　　　　　解答＿＿＿＿＿＿

（4）フォーカスチャーティングについての説明で正しいものはどれか。

　　1．DARに沿って記載する。

　　2．患者の治療計画を時系列で示す。

　　3．主観や思い込みを捨て、論理的に推論する。

　　4．問題指向システムに基づいた記録である。　解答＿＿＿＿＿＿

第2回 基本技術②
患者とのコミュニケーション

実施日	月	日
正解：	/14問	

制限時間 5分

2 文章を読み、正しいものには〇、誤っているものには✕を書きなさい。

（1）患者が理解できない内容の説明は省略してもよい。

解答 _____

（2）患者とのコミュニケーションでは、否定的感情の表出も受け止める。

解答 _____

（3）正確に伝えるためには、患者への説明でも専門用語を多く使用する。

解答 _____

（4）会話を多くすればするほど患者との信頼関係は深まる。

解答 _____

（5）患者の表情よりも言語を優先し、患者の心情を判断する。

解答 _____

（6）患者とのコミュニケーションでは非言語的な表現も活用する。

解答 _____

（7）患者との会話で沈黙が生じたら直ちに会話を終了する。

解答 _____

（8）患者とは視線をなるべく合わせて会話をするのがよい。

解答 _____

（9）失語やうつ状態にある患者には、積極的に言語的コミュニケーションをとる。

解答 _____

（10）自殺念慮のある患者に対しては、とにかく励ますような声がけをする。

解答 _____

2 つぎの設問に答えなさい。

（１）つぎのうち、Open-ended-questionはどれか。

1．「退院後には何をしたいですか」

2．「処方された薬はもう飲みましたか」

3．「食事はもうとりましたか」

4．「昨日の夜はしっかりと眠れましたか」　　　　　解答＿＿＿＿＿＿＿

（２）つぎのうち、Closed-questionはどれか。

1．「いつ頃から痛みがありますか」

2．「どこが痛みますか」

3．「傷は痛みませんでしたか」

4．「どのように痛みますか」　　　　　　　　　　　解答＿＿＿＿＿＿＿

（３）ベッドで臥床している患者との面接で適切なのはどれか。

1．ベッドに腰を掛けて話す。

2．足元に立って話す。

3．患者の枕元に立って話す。

4．ベッドサイドの椅子に座って話す。　　　　　　解答＿＿＿＿＿＿＿

（４）傾聴について正しく説明しているものはどれか。

1．意見を示さず、ひたすら患者の話を聴く。

2．客観的事実だけを伝え、患者に黙って聴いてもらう。

3．受け身ではなく、患者の言葉に共感しながら話を聴く。

4．言葉ではなく、沈黙から患者の気持ちを感じ取る。　解答＿＿＿＿＿＿＿

第3回

基本技術③
バイタルサイン

1　文章を読み、正しいものには○、誤っているものには×を書きなさい。

（1） 腋窩体温測定では、原則的に健側で測定を行う。

解答　　　　　　　　

（2） 腋窩で実測検温を行う場合は、3分間は測定する。

解答　　　　　　　　

（3） 口腔温測定は、乳児の体温測定でよく用いられる。

解答　　　　　　　　

（4） 意識障害のある患者には、口腔温測定は適さない。

解答　　　　　　　　

（5） 乳児のバイタルサインで最初に測定するのは脈拍である。

解答　　　　　　　　

（6） 脈拍測定は、看護師の母指を動脈に当てて行うのがよい。

解答　　　　　　　　

（7） 脈拍数は、仰臥位よりも立位の方が多く計測される。

解答　　　　　　　　

（8） 脈拍測定と同時に呼吸数の測定を行うとよい。

解答　　　　　　　　

（9） 呼吸数の測定には、仰臥位が適する。

解答　　　　　　　　

（10） 血圧測定の触診法では、拡張期血圧は測定できない。

解答

2 つぎの設問に答えなさい。

（1）つぎのうち、体温の測定値が最も低い部位はどれか。
　　　1．腋窩
　　　2．口腔
　　　3．鼓膜
　　　4．直腸　　　　　　　　　　　　　　　　　　解答 ＿＿＿＿＿＿＿

（2）脈拍について、誤っているものはどれか。
　　　1．体温が上昇すると脈拍数は多く計測される。
　　　2．大腿動脈は、脈拍の測定には適さない。
　　　3．心臓機能に異常がなければ脈拍数と心拍数は一致する。
　　　4．貧血では、頻脈がみられる。　　　　　　　解答 ＿＿＿＿＿＿＿

（3）異常な呼吸について誤っているものはどれか。
　　　1．ビオー呼吸は髄膜炎などでみられる異常呼吸である。
　　　2．クスマウル呼吸は、浅く速い呼吸を繰り返すのが特徴である。
　　　3．クスマウル呼吸は、糖尿病性昏睡のときにみられる。
　　　4．チェーン・ストークス呼吸では過換気と低換気が規則的に繰り返される。

　　　　　　　　　　　　　　　　　　　　　　　　　解答 ＿＿＿＿＿＿＿

（4）血圧測定について正しいものはどれか。
　　　1．一般的な成人では、10cmの幅の上腕用マンシェットが適する。
　　　2．マンシェットは、指が入らないくらいの強さで巻く。
　　　3．マンシェットを巻いた腕が心臓より低くなるような位置で計測する。
　　　4．聴診器を用いる場合は、ベル型よりも膜型が適する。

　　　　　　　　　　　　　　　　　　　　　　　　　解答 ＿＿＿＿＿＿＿

第4回 基本技術④ フィジカルアセスメント①

実施日　　月　　日　　正解：／14問　　制限時間 5分

1 文章を読み、正しいものには〇、誤っているものには✕を書きなさい。

（1）問診とは、質問や会話により精神疾患を診断する方法のことをいう。

解答

（2）触診は手などで触れることにより皮膚の触覚の状態調べることである。

解答

（3）視診は眼科特有の診察で、視力など眼の異常を調べることである。

解答

（4）腹部の触診は聴診の前に実施する。

解答

（5）腹部の触診を実施する際、患者には仰臥位で膝を軽く曲げてもらう。

解答

（6）呼吸音は聴診器の膜面を当てて聴取する。

解答

（7）呼吸音を聴診する際には、患者に深呼吸をしないように促す。

解答

（8）呼吸音の聴診では背部から聴き、つぎに前胸部を聴く。

解答

（9）呼吸音を聴診する際は、左右を交互に行うようにする。

解答

（10）握雪音は胸膜で炎症が起こったときに聴かれる呼吸音である。

解答

2 つぎの設問に答えなさい。

（１）触診について、正しいものはどれか。
　　　１．声音振盪の観察には触診が適している。
　　　２．側彎の観察には触診が最も適する。
　　　３．腹部の触診では、深いところから徐々に浅く触れる。
　　　４．腹部の触診時、疼痛のある部位は最初に触れる。　　　解答＿＿＿＿＿＿＿＿

（２）腸蠕動音の聴診について、誤っているものはどれか。
　　　１．１分経過しても聴かれない場合には「減少」と判断する。
　　　２．５分経過しても聞かれない場合には「消失」と判断する。
　　　３．正常な場合には、腸蠕動音は聴かれない。
　　　４．腸蠕動音が亢進しているときは、感染性胃腸炎などが疑われる。

　　　　　　　　　　　　　　　　　　　　　　　　　　解答＿＿＿＿＿＿＿＿

（３）呼吸音の聴診で粗い断続性副雑音が聴取された時に考えられるのはどれか。
　　　１．気道の狭窄
　　　２．気道での分泌物貯留
　　　３．肺胞の伸縮性の低下
　　　４．胸膜での炎症　　　解答＿＿＿＿＿＿＿＿

（４）呼吸の副雑音について、誤っているものはどれか。
　　　１．気道が狭窄すると低音性の断続性副雑音である水泡音が聴取される。
　　　２．低調性連続性副雑音は、気道が狭まっているときに生じる。
　　　３．気管支喘息では聴診でヒューヒューという笛声音が聴かれる。
　　　４．断続性副雑音である捻髪音は、肺線維症などで聴かれる。
　　　　　　　　　　　　　　　　　　　　　　　　　解答＿＿＿＿＿＿＿＿

第5回 **基本技術⑤**
フィジカルアセスメント②

実施日	月	日

正解：　／ **9** 問

制限時間 **5**分

---

1 つぎの設問に答えなさい。

（1）深部体温に最も近いのはどれか。
　　　1．鼓膜温
　　　2．直腸温
　　　3．口腔温
　　　4．腋窩温　　　　　　　　　　　　　　　　　　解答＿＿＿＿＿＿

（2）橈骨動脈による脈拍測定の説明で正しいのはどれか。
　　　1．看護師の母指を当てて測定する。
　　　2．指先を当てるようにする。
　　　3．患者の母指側に近い方の動脈で測定する。
　　　4．強く圧迫するようにして測定する。　　　　　解答＿＿＿＿＿＿

（3）関節可動域を表すのはどれか。
　　　1．MMT
　　　2．MRI
　　　3．PET
　　　4．ROM　　　　　　　　　　　　　　　　　　解答＿＿＿＿＿＿

（4）関節可動域の単位はどれか。
　　　1．kg
　　　2．cm
　　　3．度
　　　4．回　　　　　　　　　　　　　　　　　　　　解答＿＿＿＿＿＿

（5）徒手筋力テストについて正しいものはどれか。

1．器具を用いた検査である。

2．被験者の足関節で行う。

3．6段階で評価する。

4．判定1は、日常生活に支障がない状態である。

解答 _____

（6）意識レベルの観察で最初に行うのはどれか。

1．患者に呼びかける。

2．身体を揺さぶる。

3．痛み刺激を与える。

4．対光反射をみる。

解答 _____

（7）過呼吸の説明で正しいのはどれか。

1．呼吸リズムが不規則になる。

2．吸気時に下顎が動く。

3．呼吸数が24回／分以上になる。

4．1回換気量が増加する。

解答 _____

（8）チェーンストークス呼吸の特徴はどれか。

1．無呼吸はみられない。

2．呼吸の深さは変化しない。

3．不規則な異常呼吸である。

4．中枢神経の疾患でみられる。

解答 _____

（9）代謝性アシドーシスでみられる深い規則的な異常呼吸はどれか。

1．ビオー呼吸

2．クスマウル呼吸

3．チェーンストークス呼吸

4．失調性呼吸

解答 _____

第6回 基本技術⑥ 検査と看護

実施日	月　　日	制限時間
正解：	／14問	5分

1 文章を読み、正しいものには〇、誤っているものには×を書きなさい。

（1）心電図モニタのアラームは、夜間はオフにしておく。　　　　解答＿＿＿＿＿

（2）パルスオキシメーターのプローブは、毎回同じ部位に装着する。　解答＿＿＿＿＿

（3）SPO₂を測定する際は、マニュキュアは除去してもらう。　　　解答＿＿＿＿＿

（4）生理中の場合、X線検査を受けることはできない。　　　　　解答＿＿＿＿＿

（5）超音波検査は、妊娠中の女性でも受けることができる。　　　解答＿＿＿＿＿

（6）超音波検査は、乳幼児には実施できない。　　　　　　　　　解答＿＿＿＿＿

（7）CT検査の前には、妊娠の可能性を確認する。　　　　　　　解答＿＿＿＿＿

（8）CT検査は、金属製の装身具をつけたまま受けることができる。　解答＿＿＿＿＿

（9）MRI検査室には、金属類は持ち込むことはできない。　　　　解答＿＿＿＿＿

（10）MRI検査を受ける際は、前日から絶食とする。　　　　　　解答＿＿＿＿＿

2 つぎの設問に答えなさい。

（1）つぎのうち、聴力検査で用いられるのはどれか。

　　　1．オージオメーター

　　　2．サーモグラフ

　　　3．ECG

　　　4．MRI　　　　　　　　　　　　　　　　　解答＿＿＿＿＿＿＿＿＿

（2）スパイロメーターで評価できないものはどれか。

　　　1．肺活量

　　　2．1秒率

　　　3．残気量

　　　4．酸素飽和度　　　　　　　　　　　　　　解答＿＿＿＿＿＿＿＿＿

（3）パルスオキシメーターで測定できるのはどれか。

　　　1．酸素分圧

　　　2．二酸化炭素濃度

　　　3．血圧

　　　4．脈拍数　　　　　　　　　　　　　　　　解答＿＿＿＿＿＿＿＿＿

（4）X線検査について、誤っているものはどれか。

　　　1．女性の場合、X線検査の前には、必ず妊娠の有無を確認する。

　　　2．X線撮影時は、看護師は患者の横に付き添う。

　　　3．金属の装飾品は外してもらう。

　　　4．X線が透過した部分は黒く映る。　　　　解答＿＿＿＿＿＿＿＿＿

第7回

日常生活援助技術①
体位と体位変換

1 文章を読み、正しいものには○、誤っているものには✕を書きなさい。

（1）解剖学的正位では、手掌は前方を向いている。

解答 _____

（2）立位では、両脚を広げることで身体が安定する。

解答 _____

（3）立位は、ほかの体位に比べて重心が低い。

解答 _____

（4）仰臥位では、背部と臀部への圧迫がなくなる。

解答 _____

（5）起座位では、心肺への負荷が軽減される。

解答 _____

（6）陣痛時にシムス位にすることは禁忌である。

解答 _____

（7）体位変換時は、事故予防のために患者の力に頼らない。

解答 _____

（8）仰臥位から立位になると中心静脈圧は上昇する。

解答 _____

（9）仰臥位から立位になると横隔膜の運動は制限される。

解答 _____

（10）体位変換には、廃用症候群を予防する効果がある。

解答 _____

2 つぎの設問に答えなさい。

（1）つぎのうち、最も安定した体位はどれか。

　　　1．立位

　　　2．側臥位

　　　3．仰臥位

　　　4．端座位　　　　　　　　　　　　　　　　　　　解答 _____

（2）半腹臥位ともよばれる体位はどれか。

　　　1．ファウラー位

　　　2．セミファウラー位

　　　3．トレンデレンブルグ体位

　　　4．シムス位　　　　　　　　　　　　　　　　　　解答 _____

（3）体位変換の効果として適切でないものはどれか。

　　　1．局所の血流を改善する。

　　　2．精神的苦痛を緩和する。

　　　3．尿意を促し、無尿や乏尿を改善する。

　　　4．気道分泌物の喀出を促す。　　　　　　　　　　解答 _____

（4）体位変換時の看護師のボディメカニクスで正しいものはどれか。

　　　1．支持基底面はなるべく狭くする。

　　　2．なるべく大きな筋群をつかうようにする。

　　　3．患者との間に距離をおく。

　　　4．重心をなるべく高くする。　　　　　　　　　　解答 _____

第8回

日常生活援助技術②
移動の介助とボディメカニクス

1 文章を読み、正しいものには〇、誤っているものには✕を書きなさい。

（1）ストレッチャーによる移送時、上り坂では患者の頭部を先行
させる。　　　　　　　　　　　　　　　　　　　　　解答＿＿＿＿＿＿

（2）ストレッチャーでの移送時、平たんな場所では患者の頭部は
進行方向側にある。　　　　　　　　　　　　　　　　解答＿＿＿＿＿＿

（3）ストレッチャーのストッパーは降車時にはかけない。　解答＿＿＿＿＿＿

（4）意識のない患者を移送する際、ストレッチャーの柵は
あげなくてもよい。　　　　　　　　　　　　　　　　解答＿＿＿＿＿＿

（5）麻痺のある患者を車椅子に移乗する際は車椅子を患側に配置
する。　　　　　　　　　　　　　　　　　　　　　　解答＿＿＿＿＿＿

（6）ベッドから車椅子に移乗させる際は、車椅子をベッドに対し
垂直にする。　　　　　　　　　　　　　　　　　　　解答＿＿＿＿＿＿

（7）エレベーター内では、車椅子のブレーキをかける。　解答＿＿＿＿＿＿

（8）急な坂道を下るときは、車椅子を後ろ向きにする。　解答＿＿＿＿＿＿

（9）足と床の間の摩擦力を小さくすると看護師の身体は安定する。解答＿＿＿＿＿＿

（10）重心線を支持基底面の利き腕側におくのは
ボディメカニクスとして正しい。　　　　　　　　　　解答＿＿＿＿＿＿

2 つぎの設問に答えなさい。

（1）車椅子の使用について正しいものはどれか。

1．エレベーターの使用時は、昇降中に方向転換する。

2．移乗する際は、車いすのフットレストを上げておく。

3．緩やかな坂を上るときは勢いよくあがる。

4．段差は勢いをつけて乗り越える。　　　　　解答＿＿＿＿＿＿

（2）端座位から車椅子へ移乗する際の援助で誤っているものはどれか。

1．患者の足は肩幅程度に少し広げる。

2．患者の足はベッドからなるべく遠い位置に置く。

3．看護師の両脚は前後左右に少し広げるようにする。

4．車椅子にはなるべく深く座らせる。　　　　解答＿＿＿＿＿＿

（3）ストレッチャーへの移乗について正しいものはどれか。

1．原則的に看護師1人で行う。

2．ベッドとストレッチャーの高さは合わせる。

3．移乗する際には、ストッパーを外したままにする。

4．ベッドの高さは患者の身長に合わせて調節する。　　解答＿＿＿＿＿＿

（4）歩行の介助について正しいものはどれか。

1．歩行の介助をする際、看護師は患者の患側に立って行う。

2．歩幅をなるべく大きくするように促す。

3．歩行の介助では患者の身体に触れないようにする。

4．松葉杖を選ぶときは、患者の身長の半分くらいの長さを目安にする。

解答＿＿＿＿＿＿

食事の介助

1 文章を読み、正しいものには〇、誤っているものには×を書きなさい。

（1）食事の介助を受ける場合、患者は手洗いをする必要はない。　解答＿＿＿＿＿

（2）左片麻痺患者への食事介助は、患者の左側からおこなう。　解答＿＿＿＿＿

（3）左片麻痺がある場合は、食物を口腔内の右側に入れる。　解答＿＿＿＿＿

（4）患者の口に食物を運んだ後、スプーンは斜め上方へゆっくり抜き取るようにする。　解答＿＿＿＿＿

（5）嚥下障害のある患者の食事では、固い食材は細かく刻んで提供する。　解答＿＿＿＿＿

（6）誤嚥を防ぐためには、パサパサした食事は避けたほうがよい。　解答＿＿＿＿＿

（7）嚥下障害のある患者が摂取する水分には、とろみをつけるとよい。　解答＿＿＿＿＿

（8）患者が食事中にむせたときは背中を強く叩いて介助する。　解答＿＿＿＿＿

（9）麻痺で上肢の筋力が低下した患者の食事では柄の太いスプーンがよい。　解答＿＿＿＿＿

（10）臥床患者の食事後はすぐに仰臥位にして安静にする。　解答＿＿＿＿＿

2　つぎの設問に答えなさい。

（1）誤嚥で発症するのはどれか。

　　1．胃炎

　　2．肝炎

　　3．肺炎

　　4．膵炎　　　　　　　　　　　　　　　　　　　　　　解答＿＿＿＿＿＿＿

（2）ファウラー位で食事を摂るときの姿勢で誤嚥を予防するのはどれか。

　　1．頸部側屈位

　　2．頸部前屈位

　　3．頸部後屈位

　　4．頸部回旋位　　　　　　　　　　　　　　　　　　　解答＿＿＿＿＿＿＿

（3）嚥下障害のある患者への食事介助で正しいものはどれか。

　　1．まず唾液を増加させる食品をすすめる。

　　2．具入りの味噌汁は適さない。

　　3．ひと口の量はなるべく多くする。

　　4．むせたときにはすぐに水を飲ませる。　　　　　　　解答＿＿＿＿＿＿＿

（4）嚥下障害の患者への食事介助で誤っているものはどれか。

　　1．食事はペースト状よりさらさらしたものがよい。

　　2．食事前に肩の運動を促すとよい。

　　3．食事前に喉のアイスマッサージを行う。

　　4．患者のペースに合わせ、ゆっくりと食物を運ぶ。　　解答＿＿＿＿＿＿＿

第10回 日常生活援助技術④ 清潔の援助①（陰部洗浄・入浴・口腔ケア）

実施日　月　日	制限時間
正解：　／14問	5分

1 文章を読み、正しいものには〇、誤っているものには✕を書きなさい。

（1）脱衣所の室温は、浴室よりも高く設定する。　　　　　　　解答 ____

（2）身体に湯をかけるときは、体肢からかけるほうがよい。　　解答 ____

（3）悪寒・戦慄がある場合には、熱めの湯に長く浸かるように援助する。　　解答 ____

（4）入浴後、身体の水分は浴室でふき取る。　　　　　　　　　解答 ____

（5）シャワーの温度は、まず看護師の腕などにあてて確認する。　解答 ____

（6）陰部洗浄は、患者の訴えがあったときに行う。　　　　　　解答 ____

（7）陰部洗浄には滅菌手袋を使用しなければならない。　　　　解答 ____

（8）陰部洗浄では、汚染の強い部位から弱い部位の順に行う。　解答 ____

（9）男性患者への陰部洗浄では、陰茎に触れないように注意する。　解答 ____

（10）女性患者への陰部洗浄では、外尿道口から肛門に向けて洗う。　解答 ____

21

2 つぎの設問に答えなさい。

（１）入浴の効果として当てはまらないものはどれか。

1．爽快感

2．腸蠕動の抑制

3．血液循環の促進

4．自律神経作用の促進　　　　　　　　　解答＿＿＿＿＿＿

（２）洗髪について、正しいものはどれか。

1．患者の耳に脱脂綿で栓をして行う。

2．洗い流すときには45℃程度の湯をかける。

3．髪を濡らす前にシャンプーをつける。

4．看護師の指の腹を使い洗う。　　　　　解答＿＿＿＿＿＿

（３）足浴の効果で最も期待されるのはどれか。

1．食欲の増進

2．筋緊張の亢進

3．睡眠の促進

4．皮膚温の低下　　　　　　　　　　　　解答＿＿＿＿＿＿

（４）口腔ケアについて、誤っているものはどれか。

1．含嗽ができない患者にも実施する必要がある。

2．歯肉出血がある場合には実施しない。

3．経口摂取の有無に関わらず実施する。

4．総義歯の場合には、義歯を外して実施する。

1 文章を読み、正しいものには○、誤っているものには×を書きなさい。

（1）病衣の材質は、しわになりにくい化学繊維が適している。

解答 _____

（2）病衣の色はなるべく汚れが目立たないものがよい。

解答 _____

（3）寝衣の交換は、決まった間隔で行うようにする。

解答 _____

（4）身体に汚れがある場合は、寝衣交換後に清拭や洗浄を行う。

解答 _____

（5）和式寝衣では、男性は右身頃が前、女性は左身頃が
前にくるようにあわせる。

解答 _____

（6）輸液ラインを装着している場合、装着していない側から先に
寝衣を脱がせる。

解答 _____

（7）右麻痺患者の着衣交換では、右から脱がせ、
左から着せる。

解答 _____

（8）入浴が禁止されている患者には、全身清拭も禁止である。

解答 _____

（9）清拭の際は、筋肉の走行に沿って拭くとよい。

解答 _____

（10）浮腫がある患者の清拭では、強めに拭くようにする。

解答 _____

2 つぎの設問に答えなさい。

（1）全身清拭の援助について、正しいものはどれか。

　　1．洗面器には50℃以上の熱い湯を用意する。

　　2．タオルの温度が適切かは患者の皮膚にあてて確認する。

　　3．ひと拭きごとにタオルを皮膚から離す。

　　4．腹部は、反時計回りに拭くのがよい。　　　　　解答＿＿＿＿＿＿＿

（2）全身清拭の援助について、誤っているものはどれか。

　　1．清拭前に排泄を済ませる。

　　2．露出は最小限にして行う。

　　3．自分で拭ける部位でも看護師が拭くようにする。

　　4．衛生学的手洗い後、手袋を装着して行う。　　　解答＿＿＿＿＿＿＿

（3）寝衣交換について、正しいものはどれか。

　　1．ベッドの高さは、端座位で患者の足底が床につくようにする。

　　2．下着以外の着衣は最初にすべて脱がせる。

　　3．ひもの結び目が横になるように結ぶ。

　　4．換気のため、カーテンを少し開けたまま行う。　解答＿＿＿＿＿＿＿

（4）爪切りについて、誤っているものはどれか。

　　1．爪切り前に手浴や足浴を実施するとよい。

　　2．指先より2～3mm短く切る。

　　3．手袋を着用して行う。

　　4．実施前後に衛生学的手洗いをする。　　　　　解答＿＿＿＿＿＿＿

第12回

日常生活援助技術⑥
環境の整備

実施日	月	日	制限時間
正解：	/14問		5分

1 文章を読み、正しいものには〇、誤っているものには×を書きなさい。

（1）ベッドの位置は患者の心理状態に影響を与える。

解答 _____

（2）マットレスは、柔らかいほどよい。

解答 _____

（3）リネン類の中央線をマットレスの中心線に合わせて敷くとよい。

解答 _____

（4）枕カバーの口は床頭台の反対側に向ける。

解答 _____

（5）汚れが視認できなければシーツ交換の必要はない。

解答 _____

（6）シーツ交換の際、取り外したシーツは床に置かない。

解答 _____

（7）上掛けを外す際、下肢から頭の方向へ向かって折り返すように
取り除く。

解答 _____

（8）患者が歩行できる場合には、リネン交換時に退室して
もらってもよい。

解答 _____

（9）三角コーナーは下シーツに適する方法である。

解答 _____

（10）冬場は、病室の室温を28℃程度に設定する。

解答 _____

② つぎの設問に答えなさい。

（1）つぎのうち、最も高い照度を必要とするのはどれか。

    1．手術野

    2．病室

    3．外来の廊下

    4．ナースステーション　　　　　　　　　　　　解答 _____

（2）病室の採光面積は、病室の床面積に対してどのくらい必要とされているか。

    1．1／2以上

    2．1／5以上

    3．1／7以上

    4．1／10以上　　　　　　　　　　　　　　　　解答 _____

（3）ベッドメーキングについて、正しいものはどれか。

    1．ベッドのストッパーをかけて作業を行う。

    2．作業に必要なリネン類は、使用する順に下から積む。

    3．ベッドメーキングの際には、窓を閉め保温に努める。

    4．下シーツはゆるみをもたせて敷くようにする。　　解答 _____

（4）ベッドメーキングの際、看護師の行動で誤っているものはどれか。

    1．ベッドは看護師の腰くらいまで上げる。

    2．看護師の膝を床につけて行うと作業がしやすい。

    3．シーツ交換時、看護師は両足を少し開いてシーツを引っ張るとよい。

    4．シーツをマットレスの下に敷き込む場合には手背を上にして行う。

                                     解答 _____

第13回

日常生活援助技術⑦
排泄の援助

1 文章を読み、正しいものには〇、誤っているものには✕を書きなさい。

（1）おむつ交換は2時間ごとに決めて行う。　　　　　　　　解答 _____

（2）排尿だけであってもおむつ交換は行う。　　　　　　　　解答 _____

（3）排泄物が漏れないようになるべく大きめのおむつを使用する。　解答 _____

（4）おむつの使用はQOLを高めるため積極的に行うべきである。　解答 _____

（5）おむつ交換後は患者の皮膚を清潔にし、乾いた状態に保つ。　解答 _____

（6）男性が床上排便をする場合、便器と一緒に尿器を用意する。　解答 _____

（7）排泄物の処理の際、感染症の有無に関わらず手袋を装着する。　解答 _____

（8）女性患者の場合、排泄終了後は肛門から膣方面に向けて拭く。　解答 _____

（9）トイレでの排泄を介助する際、安全を考慮して看護師も個室に
　　残る。　　　　　　　　　　　　　　　　　　　　　　　解答 _____

（10）排便コントロールの第一選択は下剤の使用である。　　　解答 _____

2 つぎの設問に答えなさい。

（1）床上排泄時のケアにおいて、適切なのはどれか。

1．排泄が終わったかを大きな声で尋ねる。

2．差し込み便器はワゴンの上にのせて病室へ運ぶ。

3．使用する便器を少し冷やしておく。

4．テレビや音楽を流す。　　　　　　　　　　解答＿＿＿＿＿＿＿

（2）床上での排泄を最も行いやすい体位はどれか。

1．仰臥位で下肢を少し挙上させる。

2．長座位で下肢を少し開く。

3．側臥位で上側の足を屈曲させる。

4．ファウラー位で膝関節を少し曲げる。　　　解答＿＿＿＿＿＿＿

（3）床上での排便後、臀部を拭くのに最も適する体位はどれか。

1．腹臥位

2．仰臥位

3．側臥位

4．ファウラー位　　　　　　　　　　　　　　解答＿＿＿＿＿＿＿

（4）ストーマのケアについて、正しいものはどれか。

1．本人の目に触れないような位置に造設する。

2．ストーマ装具の交換時、滅菌手袋の装着は不要である。

3．ストーマパウチの交換は、患者の食後すぐに速やかに行う。

4．ストーマパウチの交換時、パウチ周辺の皮膚はアルコールで拭く。

解答＿＿＿＿＿＿＿

第14回

日常生活援助技術⑧
浣腸・導尿・便秘・尿失禁

1 つぎの設問に答えなさい。

（1）浣腸について、正しいものはどれか。

1．浣腸液の温度は45〜46℃とする。

2．浣腸液の注入後はすぐに排泄を促す。

3．患者の体位で適するのは右側臥位である。

4．成人ではカテーテルを肛門から5cmほど挿入する。

解答 ＿＿＿＿＿＿

（2）浣腸を実施する際、腸管穿孔の危険性が最も高い体位はどれか。

1．仰臥位

2．ファウラー位

3．立位

4．シムス位

解答 ＿＿＿＿＿＿

（3）排便を促す目的のために浣腸液として使用されるのはどれか。

1．バリウム

2．グリセリン

3．インスリン

4．エタノール

解答 ＿＿＿＿＿＿

（4）弛緩性便秘の患者に対する指導で適切なのはどれか。

1．水分摂取の制限をすすめる。

2．脂肪の多い食品の摂取を制限する。

3．食物繊維の多い食品の摂取を推奨する。

4．塩分の多い食品の摂取を推奨する。

解答 ＿＿＿＿＿＿

（5）弛緩性便秘予防の指導で不適切なのはどれか。

1．適度な運動

2．努責の禁止

3．腹部の温罨法

4．乳酸菌の摂取　　　　　　　　　　　　　　　　　　解答　_____

（6）成人女性に一時的な導尿を行う際のカテーテル挿入の長さはどれか。

1．2〜3cm

2．4〜6cm

3．10〜12cm

4．18〜20cm　　　　　　　　　　　　　　　　　　解答　_____

（7）膀胱留置カテーテルの固定用バルーンに入れるのはどれか。

1．水道水

2．滅菌蒸留水

3．エタノール

4．滅菌グリセリン　　　　　　　　　　　　　　　　　解答　_____

（8）努責やくしゃみをしたときに生じる尿失禁はどれか。

1．溢流性尿失禁

2．切迫性尿失禁

3．反射性尿失禁

4．腹圧性尿失禁　　　　　　　　　　　　　　　　　　解答　_____

（9）骨盤底筋訓練が最も有効なのはどれか。

1．溢流性尿失禁

2．切迫性尿失禁

3．反射性尿失禁

4．腹圧性尿失禁　　　　　　　　　　　　　　　　　　解答　_____

第15回

診療に伴う看護技術①
栄養補給

実施日　月　日

正解：　／14問

制限時間　5分

1 文章を読み、正しいものには○、誤っているものには×を書きなさい。

（1）胃の噴門部に狭窄がある場合、経管栄養法は行わない。　解答

（2）成人に経鼻胃管を挿入するときは、仰臥位が最も適する。　解答

（3）経鼻栄養チューブの挿入時、頸部を少し回旋させるとよい。　解答

（4）経鼻栄養チューブを咽頭部より先へ挿入する際、頸部を後屈位にする。　解答

（5）経鼻栄養チューブの挿入時は、患者に唾液を飲み込まないように促す。　解答

（6）経鼻経管栄養法において、常温の栄養物はそのまま注入する。　解答

（7）高浸透圧の栄養剤を注入する場合、栄養剤を希釈してもよい。　解答

（8）高浸透圧の栄養剤を注入するときは、注入速度を早めにする。　解答

（9）経管栄養法の実施時、下痢をしている場合には注入速度を遅くする。　解答

（10）胃瘻からの栄養剤注入時はできる限り仰臥位を保つ。　解答

2 つぎの設問に答えなさい。

（1）カテーテルが胃内に入っていることを確認する方法はどれか。

　　　1．水を注入する。

　　　2．挿入までの長さを計測する。

　　　3．胃液を吸引する。

　　　4．患者の訴えで判断する。　　　　　　　　　　　　解答＿＿＿＿＿＿＿

（2）経腸栄養剤の副作用（有害事象）はどれか。

　　　1．下痢

　　　2．咳嗽

　　　3．脱毛

　　　4．発熱　　　　　　　　　　　　　　　　　　　　解答＿＿＿＿＿＿＿

（3）胃瘻の管理について、誤っているものはどれか。

　　　1．入浴時は胃瘻を創傷被覆材で保護する。

　　　2．胃瘻カテーテルは毎日交換する必要はない。

　　　3．胃瘻は石けんや洗浄液を用いて清潔を保つ。

　　　4．バルーン型の胃瘻カテーテルのバルーンには蒸留水を用いる。

　　　　　　　　　　　　　　　　　　　　　　　　　　解答＿＿＿＿＿＿＿

（4）鎖骨下静脈へ中心静脈カテーテルを挿入するときに起こりやすい合併症はどれか。

　　　1．気胸

　　　2．肺炎

　　　3．嗄声

　　　4．無気肺　　　　　　　　　　　　　　　　　　　解答＿＿＿＿＿＿＿

第16回 診療に伴う看護技術②
注射

1 文章を読み、正しいものには〇、誤っているものには✕を書きなさい。

（1） 刺入部をアルコール消毒するときは、刺入部から外側に円を
描くようにする。　　　　　　　　　　　　　解答

（2） 刺入部を消毒したアルコールが乾かないうちに針を刺入する。　解答

（3） 皮内注射では、できるだけ針を皮膚に平行にして刺入する。　解答

（4） 筋肉内注射には、あまり発達していない薄い筋が適する。　解答

（5） 筋肉内注射では、薬液の注入後に刺入部をマッサージする。　解答

（6） 筋肉内注射中に電撃痛が起きた時は、注入速度をゆるめる。　解答

（7） 筋肉内注射では、注射針を皮膚に対して45〜90度で行う。　解答

（8） 静脈内注射の終了後は、刺入部をもまずに圧迫止血する。　解答

（9） 静脈内注射では、薬液の注入終了まで駆血帯を外さない。　解答

（10） 静脈内注射で使用した針は、リキャップして保管する。　解答

2 つぎの設問に答えなさい。

（1）静脈内注射で用いる針の太さはどれか。

    1．18〜20G

    2．20〜23G

    3．23〜25G

    4．25〜27G　　　　　　　　　　　　　　　　解答＿＿＿＿＿＿

（2）注入された薬物の作用が最も早く発現するのはどれか。

    1．皮内注射

    2．皮下注射

    3．筋肉内注射

    4．静脈内注射　　　　　　　　　　　　　　　解答＿＿＿＿＿＿

（3）静脈内注射について、正しいものはどれか。

    1．原則的に利き腕に実施する。

    2．仰臥位で実施してもよい。

    3．ほとんどの薬剤が投与可能である。

    4．使用する薬液は、準備するときと注入前に2度確認する。　解答＿＿＿＿＿＿

（4）250mg/5mlと表記された注射液を200mg与薬するのに必要な薬液量を求めなさい。

    1．0.4ml

    2．2ml

    3．4ml

    4．8ml　　　　　　　　　　　　　　　　　　解答＿＿＿＿＿＿

第17回 診療に伴う看護技術③
点滴・輸液

実施日　　月　　日

正解：　／ 14 問

制限時間 5分

1 文章を読み、正しいものには〇、誤っているものには✕を書きなさい。

（1） 点滴の開始時、点滴筒には薬液をいっぱいに満たしておく。　解答

（2） 点滴静脈内注射では、関節の近くで針を固定するとよい。　解答

（3） 点滴静脈内注射は、麻痺側では行わない。　解答

（4） 点滴静脈内注射を実施するには、利き腕側が適する。　解答

（5） 留置針の刺入部は見えないように透けないドレッシング材で覆う。　解答

（6） 点滴静脈内注射の輸液量は、看護師の判断では決定できない。　解答

（7） 点滴中、刺入部位に発赤がみられる場合には、軽くマッサージを行う。　解答

（8） 留置針を固定するとき、チューブが蛇行しないようにまっすぐ張る。　解答

（9） 患者の体位が開始前と変わったときには、滴下数の変化を確認する。　解答

（10） 輸液ポンプは、点滴スタンドのできるだけ上部に取り付ける。　解答

2 つぎの設問に答えなさい。

（1）輸液ポンプ使用の主目的はどれか。

　　　1．異物の除去

　　　2．感染の防止

　　　3．輸液速度の調整

　　　4．薬物の効果判定　　　　　　　　　　　　　解答＿＿＿＿＿＿＿

（2）点滴静脈内注射の血管外漏出で注意すべき初期症状はどれか。

　　　1．疼痛

　　　2．潰瘍

　　　3．水疱

　　　4．皮膚の壊死　　　　　　　　　　　　　　　解答＿＿＿＿＿＿＿

（3）輸液ポンプを50ml/時に設定し、500mlの輸液を午前10時から開始した場合、
　　終了予定時刻はどれか。

　　　1．午後2時

　　　2．午後4時

　　　3．午後6時

　　　4．午後8時　　　　　　　　　　　　　　　　解答＿＿＿＿＿＿＿

（4）一般用輸液セット（20滴＝1ml）を使用し、点滴静脈内注射1,800ml/日を
　　行う場合、1分間の滴下数を求めなさい。

　　　1．25滴

　　　2．30滴

　　　3．35滴

　　　4．40滴　　　　　　　　　　　　　　　　　解答＿＿＿＿＿＿＿

第18回 診療に伴う看護技術④
輸血の管理

実施日	月　日	制限時間
正解：	/14問	5分

1 文章を読み、正しいものには〇、誤っているものには×を書きなさい。

（1）輸血の指示書の確認は、看護師1人で行う。

解答 _____

（2）交差適合試験（主試験）では、患者の血清と供血者の血球を混ぜる。

解答 _____

（3）輸血は、医師の指示に基づき看護師が開始する。

解答 _____

（4）輸血開始後、1分ほど患者を観察してから退室する。

解答 _____

（5）血液製剤は、ほかの薬剤と混合して注射することができる。

解答 _____

（6）赤血球濃厚液は、冷凍保存が義務付けられている。

解答 _____

（7）血小板製剤は、水平振とうして保存する。

解答 _____

（8）輸血に使用する血液製剤は必ず加温する。

解答 _____

（9）凍結している製剤は、高温の湯で急速に解凍する。

解答 _____

（10）自己血輸血は副作用予防のために禁止されている。

解答 _____

2 つぎの設問に答えなさい。

（1）血液製剤への放射線照射は何のために行われるか。

1．保存期間の延長

2．移植片対宿主病の予防

3．不良品の判別

4．病原菌の除去　　　　　　　　　　　　　　　解答＿＿＿＿＿＿＿

（2）赤血球濃厚液の有効期限はどれか。

1．24時間

2．4日

3．21日間

4．1年間　　　　　　　　　　　　　　　　　　解答＿＿＿＿＿＿＿

（3）血液製剤の保存・管理について誤っているものはどれか。

1．赤血球製剤の保存温度は2〜6℃である。

2．凍結した製剤が融解してしまったときは再度凍結して保存する。

3．輸血部からの受領後は、30分以内に使用する。

4．使用しない血液製剤は原則的に輸血部に返却する。　　解答＿＿＿＿＿＿＿

（4）輸血時に副作用が起きた時の対応で誤っているものはどれか。

1．直ちに輸血を中断する。

2．医師に連絡する。

3．使用した血液製剤はすぐに病棟で廃棄する。

4．すぐに抜針せず輸血ラインは確保したままにする。　　解答＿＿＿＿＿＿＿

第**19**回

診療に伴う看護技術⑤
薬物療法

1 つぎの設問に答えなさい。

（1）服薬の指示で、食間はどれか。

1．食事中
2．食後30分
3．食前1時間
4．食後120分

解答

（2）インスリン製剤の投与量を表すのはどれか。

1．mol
2．単位（U）
3．μg
4．kcal

解答

（3）医療で用いる放射線量の単位はどれか。

1．IU
2．mEg
3．μg
4．Gy

解答

（4）薬剤の血中濃度の上昇が最も速い与薬方法はどれか。

1．直腸内与薬
2．経口投与
3．静脈内注射
4．経皮投与

解答

（5）生理食塩水の塩化ナトリウム濃度はどれか。

    1．0.9%

    2．4%

    3．9%

    4．20%　　　　　　　　　　　　　　　　　解答＿＿＿＿＿＿

（6）インスリン自己注射の投与経路はどれか。

    1．皮下

    2．皮内

    3．筋肉内

    4．静脈内　　　　　　　　　　　　　　　解答＿＿＿＿＿＿

（7）狭心症発作時に使用するのはどれか。

    1．アスピリン

    2．ニトログリセリン

    3．テオフィリン

    4．リン酸コデイン　　　　　　　　　　　解答＿＿＿＿＿＿

（8）狭心症発作時の硝酸薬の適切な使用法はどれか。

    1．内服

    2．筋肉内注射

    3．舌下投与

    4．皮膚貼用　　　　　　　　　　　　　　解答＿＿＿＿＿＿

（9）１モル塩化カリウム注射液で正しいのはどれか。

    1．乏尿と無尿時に使用する。

    2．原液で点滴静脈内注射を行う。

    3．高カリウム血症の患者に用いる。

    4．副作用に心臓伝導障害がある。　　　　解答＿＿＿＿＿＿

第20回

診療に伴う看護技術⑥
罨法

1 文章を読み、正しいものには〇、誤っているものには✕を書きなさい。

（1）冷罨法を実施した部位は、一時的に血流が増加する。

解答＿＿＿＿＿

（2）冷罨法は、痛みの閾値を上げる効果がある。

解答＿＿＿＿＿

（3）温罨法は、入眠前に行うと効果的である。

解答＿＿＿＿＿

（4）氷枕をつくるときは、内部の空気は抜くようにする。

解答＿＿＿＿＿

（5）氷枕には、すき間がなくなるまで氷を入れる。

解答＿＿＿＿＿

（6）罨法の実施時は、患者の訴えがなくても定期的に観察する。

解答＿＿＿＿＿

（7）ゴム製湯たんぽを使用するとき、湯を湯たんぽの口元まで入れる。

解答＿＿＿＿＿

（8）湯たんぽを使用するときは、ビニール製のカバーを用いる。

解答＿＿＿＿＿

（9）ゴム製の湯たんぽには、40℃程度の湯を使用する。

解答＿＿＿＿＿

（10）湯たんぽは、皮膚に密着させて使用する。

解答＿＿＿＿＿

2 つぎの設問に答えなさい。

（1）つぎのうち、乾性冷罨法ではないものはどれか。

　　　1．氷枕

　　　2．冷パップ

　　　3．氷嚢

　　　4．冷却ジェルシート　　　　　　　　　　　解答 _____

（2）つぎのうち、湿性温罨法はどれか。

　　　1．湯たんぽ

　　　2．あんか

　　　3．熱気浴

　　　4．ホットパック　　　　　　　　　　　　　解答 _____

（3）冷罨法の効果として適切でないものはどれか。

　　　1．掻痒感の緩和

　　　2．腸の蠕動運動の亢進

　　　3．疼痛の緩和

　　　4．止血効果　　　　　　　　　　　　　　　解答 _____

（4）温罨法の効果として適切なものはどれか。

　　　1．知覚神経の興奮抑制

　　　2．平滑筋の緊張

　　　3．局所の血管の収縮

　　　4．細胞の新陳代謝の抑制　　　　　　　　　解答 _____

第21回

診療に伴う看護技術⑦
吸引・体位ドレナージ

実施日　　月　　日

正解：　／14問

制限時間 5分

1 文章を読み、正しいものには○、誤っているものには×を書きなさい。

（1）体位ドレナージを行うのは、気管吸引の後が効果的である。

解答 _____

（2）体位ドレナージの前に吸入療法を行うと効果的である。

解答 _____

（3）食事直後の体位ドレナージの実施は避ける。

解答 _____

（4）肺尖区に分泌物がある場合、頭部が下になるドレナージがよい。

解答 _____

（5）一時的吸引を行う際は、吸引圧をかけた状態でチューブを挿入する。

解答 _____

（6）意識障害のある患者には、一時的吸引は適さない。

解答 _____

（7）気管挿管中の患者には、口腔・鼻腔内吸引は実施できない。

解答 _____

（8）喀痰の吸引は定期的に実施しなくてもよい。

解答 _____

（9）気管吸引の時間が長引くと、血圧が低下する。

解答 _____

（10）胃内容物の吸引は、無菌操作で行う必要はない。

解答 _____

2 つぎの設問に答えなさい。

（1）体位ドレナージの直接の目的はどれか。

　　1．睡眠の導入

　　2．排痰の促進

　　3．廃用症候群の予防

　　4．痛みの軽減　　　　　　　　　　　　　　解答＿＿＿＿＿＿＿

（2）鼻腔内の吸引で誤っているものはどれか。

　　1．成人の場合、カテーテルの挿入は15〜20cm程度とする。

　　2．挿入前にカテーテルを通水する。

　　3．カテーテルは利き手で持ち操作する。

　　4．必ず無菌操作で行う。　　　　　　　　　解答＿＿＿＿＿＿＿

（3）気管吸引時に引き起こしやすい合併症はどれか。

　　1．気胸

　　2．低酸素症

　　3．皮下気腫

　　4．肺塞栓症　　　　　　　　　　　　　　　解答＿＿＿＿＿＿＿

（4）気管吸引についての説明で正しいものはどれか。

　　1．無菌操作で行う必要はない。

　　2．1回の吸引時間は30秒以内が望ましい。

　　3．吸引の時間が長いと、動脈血酸素飽和度は上昇する。

　　4．吸引圧は150mmHgを超えないようにする。　解答＿＿＿＿＿＿＿

第 22 回

診療に伴う看護技術⑧
酸素吸入

実施日　　月　　日

正解：　／ 14 問

制限時間 5分

1 文章を読み、正しいものには〇、誤っているものには✕を書きなさい。

（1）超音波ネブライザーを使用すると薬液は気管支の先端まで到達できる。

解答 _____

（2）吸入療法の実施には、仰臥位が最も適する。

解答 _____

（3）酸素は可燃性の気体である。

解答 _____

（4）酸素吸入中には、ライターの使用は禁止する。

解答 _____

（5）MRI室への酸素ボンベの持ち込みは禁止されている。

解答 _____

（6）酸素吸入療法により、低酸素状態が改善される。

解答 _____

（7）酸素投与時の加湿には、滅菌精製水を用いる。

解答 _____

（8）酸素加湿器の水は毎日少しずつ注ぎ足しをする。

解答 _____

（9）酸素ボンベは、酸素残量がゼロになったときに交換する。

解答 _____

（10）酸素流量計を見るときは、浮き子の位置に目線を合わせる。

解答 _____

2 つぎの設問に答えなさい。

（1）日本の法令で定められている酸素ボンベの色はどれか。

1．黒

2．緑

3．赤

4．灰   解答 ＿＿＿＿＿＿

（2）つぎのうち、最も高濃度の酸素吸入が可能なのはどれか。

1．ベンチュリーマスク

2．リザーバー付き酸素マスク

3．フェイスマスク

4．鼻カニューレ   解答 ＿＿＿＿＿＿

（3）充填された酸素ボンベの保管方法で誤っているものはどれか。

1．横に寝かせて保管する。

2．バルブは閉じておく。

3．保管場所は火気厳禁とする。

4．日当たりの良い場所には置かない。   解答 ＿＿＿＿＿＿

（4）酸素ボンベ内に残っている酸素の量を確認できるのはどれか。

1．酸素ボンベの重量

2．酸素流量計の目盛

3．圧力計の示す値

4．バルブ開放時の噴出音   解答 ＿＿＿＿＿＿

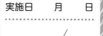

実施日　　月　　日
正解：／14問
制限時間 5分

1 文章を読み、正しいものには○、誤っているものには✕を書きなさい。

（1）駆血帯は、穿刺予定部位よりも7〜10cmほど末梢側に巻く。　解答＿＿＿＿＿＿

（2）採血の実施において、抜針は駆血帯を外した後に行う。　解答＿＿＿＿＿＿

（3）採血の際に血管が怒張しない場合は、冷罨法が効果的である。　解答＿＿＿＿＿＿

（4）血管が怒張しないときは、手を開いたり閉じたりしてもらう。　解答＿＿＿＿＿＿

（5）採血に適する血管が確保できない場合は、腕を変えてもよい。　解答＿＿＿＿＿＿

（6）採血の実施時、駆血は1分以内とする。　解答＿＿＿＿＿＿

（7）シリンジ採血の際、注射器の内筒はできるだけすばやく引く。　解答＿＿＿＿＿＿

（8）抜針した後は、採血部位をよくもむように指導する。　解答＿＿＿＿＿＿

（9）採血中に患者が強い痛みを訴えた場合は直ちに抜針する。　解答＿＿＿＿＿＿

（10）使用した針は、感染予防のために両手でしっかりとリキャップ
する。　解答＿＿＿＿＿＿

2 つぎの設問に答えなさい。

（1）成人の静脈血採血に最も適した注射針はどれか。

1．16G

2．18G

3．22G

4．26G　　　　　　　　　　　　　　　　　　　　　解答 _____

（2）静脈血採血の穿刺時、皮膚に対する針の刺入角度で適切なのはどれか。

1．10 〜 20度

2．35 〜 45度

3．50 〜 60度

4．およそ90度　　　　　　　　　　　　　　　　　解答 _____

（3）上肢で行う静脈血採血において用いられない静脈はどれか。

1．肘正中皮静脈

2．大伏在静脈

3．撓側皮静脈

4．尺側皮静脈　　　　　　　　　　　　　　　　　解答 _____

（4）患者が自己採血で簡単に測定できるのはどれか。

1．カリウム

2．カルシウム

3．血糖

4．アルブミン　　　　　　　　　　　　　　　　　解答 _____

皮膚・創傷の管理

実施日　月　日　　正解：／14問　制限時間 5分

1 文章を読み、正しいものには〇、誤っているものには×を書きなさい。

（1）創傷部位の創面は、洗浄してはならない。　解答

（2）乾燥させることで創傷の治癒は早まる。　解答

（3）創傷部位の圧迫は治癒を遅らせる。　解答

（4）ビタミンCの欠乏は、創傷の治癒を遅延させる。　解答

（5）創傷部位のマッサージは治癒を促進する効果がある。　解答

（6）壊死組織が存在している場合には、ドレッシング材で密封しない。　解答

（7）仙骨部に褥瘡がある場合には、半座位を保持するのがよい。　解答

（8）仙骨部に褥瘡がある場合、円座を使用することで悪化を防ぐ。　解答

（9）褥瘡発生リスクの高い患者には、低タンパク食をすすめる。　解答

（10）米国褥瘡諮問委員会の分類では、ステージⅣの褥瘡が最も重症である。　解答

2 つぎの設問に答えなさい。

（1）褥瘡の初期症状はどれか。

1．水疱

2．びらん

3．発赤

4．壊死　　　　　　　　　　　　　　解答＿＿＿＿＿＿

（2）仰臥位で褥瘡が好発するリスクが最も低い部位はどれか。

1．大転子部

2．後頭部

3．仙骨部

4．踵骨部　　　　　　　　　　　　　解答＿＿＿＿＿＿

（3）褥瘡の洗浄液で適切なのはどれか。

1．エタノール

2．生理食塩水

3．ホルマリン

4．クロルヘキシジン　　　　　　　　解答＿＿＿＿＿＿

（4）ブレーデンスケールについて、正しいものはどれか。

1．褥瘡の重症度を判別するスケールである。

2．点数が低いほど褥瘡の発生リスクは高いといえる。

3．10の項目で評価する。

4．評価項目に「病的骨突出」が含まれる。　　　解答＿＿＿＿＿＿

医薬品の安全対策と管理

実施日	月 日
正解：	／14問

制限時間 5分

1 文章を読み、正しいものには〇、誤っているものには✕を書きなさい。

（1）医師の指示のもと、看護師は処方箋を発行できる。　　　　　解答

（2）処方箋医薬品でも医師が了承すれば処方箋なしで販売できる。　解答

（3）OTC医薬品は、処方箋がなくても購入が可能である。　　　　解答

（4）医薬部外品は厚生労働大臣の指定を受ける。　　　　　　　　解答

（5）漢方薬は化学的製剤と併用することはできない。　　　　　　解答

（6）覚せい剤を取り扱う医療機関は都道府県知事の指定を受ける。　解答

（7）毒薬よりも劇薬の方が毒性は強い。　　　　　　　　　　　　解答

（8）麻薬管理者免許は薬剤師でも取得することができる。　　　　解答

（9）10年以上勤務している看護師であれば、麻薬施用者免許を
取得できる。　　　　　　　　　　　　　　　　　　　　　解答

（10）日本では、医療目的であれば大麻を施用することができる。　解答

2 つぎの設問に答えなさい。

（1）つぎのうち、施錠して管理しなければならないものはどれか。

1．風疹ワクチン
2．塩酸モルヒネ
3．ヘパリンナトリウム
4．インスリン　　　　　　　　　　　　　　　解答＿＿＿＿＿＿＿

（2）ほかの医薬品と区別し、鍵をかけた堅固な設備で保管するものはどれか。

1．リドカイン
2．アスピリン
3．フェンタニル
4．インドメタシン　　　　　　　　　　　　　解答＿＿＿＿＿＿＿

（3）つぎの説明で正しいものはどれか。

1．麻薬と毒薬は一緒に管理・保存する。
2．麻薬注射液の使用後のアンプルは、麻薬管理責任者に返却する。
3．使用して残った麻薬注射液は、病棟ごとにしっかりと廃棄する。
4．麻薬注射液は、複数の患者に分割して用いるようにする。

解答＿＿＿＿＿＿＿

（4）つぎの説明で正しいものはどれか。

1．劇薬は、白地に赤枠・赤字で薬品名を表記する。
2．毒薬は、白地に黒枠のラベルに薬品名を黒字で表記する。
3．毒薬や劇薬は都道府県知事により指定される。
4．麻薬施用者免許や麻薬管理者免許は厚生労働大臣により交付される。

解答＿＿＿＿＿＿＿

第 26 回

医薬品の作用

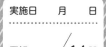

1 文章を読み、正しいものには〇、誤っているものには✕を書きなさい。

（1）作動薬は、アゴニストともよばれる医薬品である。　　解答＿＿＿＿＿＿

（2）主作用に次いで強く出現する作用を副作用という。　　解答＿＿＿＿＿＿

（3）ニトログリセリンの作用は、昇圧である。　　解答＿＿＿＿＿＿

（4）フェンタニルは、貼付剤として用いられる薬剤である。　　解答＿＿＿＿＿＿

（5）ペニシリンは、抗ウイルス薬に分類される。　　解答＿＿＿＿＿＿

（6）アシクロビルは、抗ヘルペスウイルス薬である。　　解答＿＿＿＿＿＿

（7）ワルファリンは、血液の凝固を促進する作用をもつ。　　解答＿＿＿＿＿＿

（8）ヘパリンには、抗血小板作用と抗炎症作用がある。　　解答＿＿＿＿＿＿

（9）副腎皮質ステロイドの作用は、炎症の抑制である。　　解答＿＿＿＿＿＿

（10）ジギタリスは鎮痛作用を発揮する薬剤である。　　解答＿＿＿＿＿＿

2 つぎの設問に答えなさい。

（1）つぎのうち、血中濃度を確認する必要性が最も高い医薬品はどれか。

　　1．アスピリン

　　2．フロセミド

　　3．インドメタシン

　　4．テオフィリン　　　　　　　　　　　　　　　　　　解答 ＿＿＿＿＿＿

（2）目的とする効果が安定して発現するまでに最も時間がかかるのはどれか。

　　1．睡眠薬

　　2．抗うつ薬

　　3．抗血栓薬

　　4．鎮痛薬　　　　　　　　　　　　　　　　　　　　　解答 ＿＿＿＿＿＿

（3）メチシリン耐性黄色ブドウ球菌（MRSA）に有効な薬はどれか。

　　1．ストレプトマイシン硫酸塩

　　2．バンコマイシン塩酸塩

　　3．ベンジルペニシリンカリウム

　　4．セファゾリンナトリウム　　　　　　　　　　　　　解答 ＿＿＿＿＿＿

（4）つぎのうち、昇圧作用があるのはどれか。

　　1．ワルファリン

　　2．インスリン

　　3．アセチルコリン

　　4．アドレナリン　　　　　　　　　　　　　　　　　　解答 ＿＿＿＿＿＿

第27回

医薬品の副作用

1 つぎの設問に答えなさい。

（1）薬物の有害な作用を予測するために収集する情報はどれか。

　　1．1日水分摂取量

　　2．運動障害の有無

　　3．身長

　　4．過敏症の有無　　　　　　　　　　　　　　解答 _____

（2）つぎのうち、ニトログリセリンの副作用はどれか。

　　1．易感染

　　2．血圧の低下

　　3．消化管からの出血

　　4．多尿・頻尿　　　　　　　　　　　　　　　解答 _____

（3）つぎのうち、麻薬性鎮痛薬の副作用はどれか。

　　1．食欲の亢進

　　2．腸蠕動の抑制

　　3．心悸亢進

　　4．骨髄機能の抑制　　　　　　　　　　　　　解答 _____

（4）副腎皮質ステロイド薬の長期投与による有害作用はどれか。

　　1．血圧低下

　　2．難聴

　　3．低血糖

　　4．骨粗しょう症　　　　　　　　　　　　　　解答 _____

（5）抗がん薬による骨髄機能抑制症状はどれか。

1．嘔吐

2．歯肉出血

3．脱毛

4．下痢　　　　　　　　　　　　　　　　　解答 _____

（6）ジギタリスの副作用はどれか。

1．悪心

2．難聴

3．易感染

4．満月様顔貌　　　　　　　　　　　　　解答 _____

（7）つぎのうち、モルヒネの副作用に含まれないものはどれか。

1．嘔吐・嘔気

2．便秘

3．呼吸抑制

4．粘膜障害　　　　　　　　　　　　　　解答 _____

（8）長期間の使用により満月様顔貌を引き起こすのはどれか。

1．プレドニゾロン

2．インドメタシン

3．テオフィリン

4．ヘパリン　　　　　　　　　　　　　　解答 _____

（9）副作用として低血糖症状を起こす可能性があるのはどれか。

1．インスリン

2．ジゴキシン

3．フェニトイン

4．ワルファリン　　　　　　　　　　　　解答 _____

1 つぎの設問に答えなさい。

（1）出血傾向にある患者に禁忌なのはどれか。

1．プレドニゾロン
2．ペニシリン
3．ワルファリン
4．インスリン　　　　　　　　　　　　　解答 _____

（2）無尿時に、原則として禁忌なのはどれか。

1．カリウム
2．ナトリウム
3．マグネシウム
4．クロール　　　　　　　　　　　　　　解答 _____

（3）緑内障で禁忌なのはどれか。

1．インスリン
2．アトロピン
3．フロセミド
4．ジゴキシン　　　　　　　　　　　　　解答 _____

（4）インドメタシン内服薬の禁忌はどれか。

1．消化性潰瘍
2．関節リウマチ
3．膀胱炎
4．痛風　　　　　　　　　　　　　　　　解答 _____

（5）ワルファリンカリウム服用時に避けたほうがよい食品はどれか。

　　1．グレープフルーツ

　　2．緑茶

　　3．納豆

　　4．チーズ　　　　　　　　　　　　　　　　　　解答 _____

（6）ワルファリンと拮抗作用があり、併用を避けたほうがよいのはどれか。

　　1．ビタミンA

　　2．ビタミンC

　　3．ビタミンE

　　4．ビタミンK　　　　　　　　　　　　　　　　解答 _____

（7）カルシウム拮抗薬の服用時に避けたほうがよい食品はどれか。

　　1．グレープフルーツ

　　2．納豆

　　3．牛乳

　　4．わかめ　　　　　　　　　　　　　　　　　　解答 _____

（8）つぎのうち、転倒・転落するリスクの高い薬はどれか。

　　1．抗菌薬

　　2．去痰薬

　　3．降圧薬

　　4．消化酵素薬　　　　　　　　　　　　　　　　解答 _____

（9）医薬品に関する禁忌を示すことが定められているのはどれか。

　　1．診断書

　　2．処方箋

　　3．添付文書

　　4．看護記録　　　　　　　　　　　　　　　　　解答 _____

実施日　　月　　日

正解：　／ 9 問

制限時間 5分

1 つぎの設問に答えなさい。

（1）意識障害者の救急救命処置で最優先するのはどれか。

1．保温

2．気道確保

3．輸血

4．導尿　　　　　　　　　　　　　　　　解答 ＿＿＿＿＿＿＿

（2）意識レベルを評価するのはどれか。

1．アプガースコア

2．GCS

3．ロールシャッハテスト

4．ホーン・ヤール重症度分類　　　　　　解答 ＿＿＿＿＿＿＿

（3）つぎのうち、一次救命処置はどれか。

1．酸素吸入

2．心臓マッサージ

3．気管挿管

4．静脈路の確保　　　　　　　　　　　　解答 ＿＿＿＿＿＿＿

（4）成人への胸骨圧迫について、正しいものはどれか。

1．胸が7〜8cm沈むくらいに圧迫する。

2．1分間に60回ほどの速さで圧迫する。

3．圧迫部位は、胸骨の下端付近が適する。

4．なるべく中断せずに行う。　　　　　　解答 ＿＿＿＿＿＿＿

(5) AEDについて、誤っているものはどれか。

1．除細動のために用いられる。

2．電極パッドは、心臓を挟むような位置に貼る。

3．電極パッドは、水に濡らさない。

4．通電時は、可能であれば救護者が四肢を押さえる。　　解答＿＿＿＿＿

(6) 包帯法について、正しいものはどれか。

1．患部を強く圧迫するようにして巻く。

2．原則として、屈伸可能な関節は固定する。

3．四肢に用いるときは、原則的に中枢から末梢に向けて巻く。

4．使用部位によって包帯を使い分けるのが良い。　　解答＿＿＿＿＿

(7) つぎのうち、ショックを起こした患者に最も適切な体位はどれか。

1．下肢挙上

2．頭部挙上

3．左側臥位

4．腹臥位　　解答＿＿＿＿＿

(8) ジャパンコーマスケールによる意識レベルの評価で正しいものはどれか。

1．普通の呼びかけで容易に開眼するとき、Ⅰ-3と評価する。

2．刺激しても覚醒せず痛み刺激を払いのける動作は、Ⅲ-100である。

3．Ⅰ-1は、覚醒しているが見当識障害がある状態である。

4．大きな声で呼ぶと開眼する場合、Ⅱ-30とする。　　解答＿＿＿＿＿

(9) トリアージについて、誤っているものはどれか。

1．救命が極めて難しい場合は、黒のタグを選択する。

2．トリアージタグを装着するのは、負傷した部位である。

3．最優先で優先すべきタグの色は赤である。

4．トリアージの担当者は、トリアージのみに専念する。　　解答＿＿＿＿＿

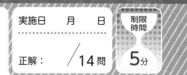

1 文章を読み、正しいものには〇、誤っているものには✕を書きなさい。

（1）早朝起床尿は、排尿時に最初に出た尿を採取する。　　　　　解答

（2）24時間蓄尿では開始時に採取した尿は捨てる。　　　　　　解答

（3）喀痰検査では、採取前に含嗽や歯磨きをしないように説明する。解答

（4）喀痰の採取に最も適するのは、起床時である。　　　　　　　解答

（5）放射線を用いた検査中、看護師は検査室から退室する。　　　解答

（6）X線を使用する検査では、金属製の装着品は外してもらう。　解答

（7）X線画像で、X線を透過する部分は白く映る。　　　　　　　解答

（8）成人女性にX線検査を実施する際は、妊娠の可能性を確認する。解答

（9）エコー検査は妊婦への実施はできない。　　　　　　　　　　解答

（10）徒手筋力テストの判断基準は5段階に分類される。　　　　　解答

2 つぎの設問に答えなさい。

（1）血糖測定の方法について、誤っているものはどれか。

1．継続的に測定する場合、穿刺部位は変える方がよい。

2．穿刺部を圧迫しながら血液を絞り出すようにする。

3．測定は指先や耳朶が適する。

4．測定用の器具は個人の専用にする。　　　　　解答＿＿＿＿＿＿

（2）パルスオキシメーターによるSPO_2の測定について、正しいものはどれか。

1．侵襲的な測定方法である。

2．プローブは毎回同じ場所に装着する。

3．SPO_2のほかに、血糖値が表示される。

4．器具の装着後、1分程度継続して観察する。　解答＿＿＿＿＿＿

（3）上部消化管内視鏡検査の実施時、最も適する体位はどれか。

1．仰臥位

2．腹臥位

3．左側臥位

4．座位　　　　　　　　　　　　　　　　　　　解答＿＿＿＿＿＿

（4）関節可動域（ROM）の単位はどれか。

1．度

2．回

3．kg

4．cm　　　　　　　　　　　　　　　　　　　解答＿＿＿＿＿＿

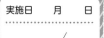

1 文章を読み、正しいものには〇、誤っているものには✕を書きなさい。

（1）インシデントレポートは、必ず本人が報告しなければならない。 解答＿＿＿＿＿

（2）インシデントレポートを報告するのは、実際に事故が起きた時である。 解答＿＿＿＿＿

（3）インシデントレポートは、警察に届け出る義務はない。 解答＿＿＿＿＿

（4）インシデントレポートは、厚生労働省へ届け出る義務がある。 解答＿＿＿＿＿

（5）インシデントレポートの書式は、医療法により統一されている。 解答＿＿＿＿＿

（6）医療ミスを起こした場合には、刑事訴訟の対象にもなる。 解答＿＿＿＿＿

（7）医療安全管理者の配置は医療法により義務付けられている。 解答＿＿＿＿＿

（8）最新の医療機器の導入はヒューマンエラーによる事故防止に有効ではない。 解答＿＿＿＿＿

（9）入院中の患者が無断で外出し、転倒・骨折した場合も医療事故である。 解答＿＿＿＿＿

（10）医療法では、患者・家族への医療安全指導の実施を義務付けている。 解答＿＿＿＿＿

2 つぎの設問に答えなさい。

（1）インシデントレポートの目的はどれか。

　　　1．責任の所在の明確化

　　　2．処分の決定

　　　3．再発の防止

　　　4．当事者の反省　　　　　　　　　　　　　　解答＿＿＿＿＿＿＿

（2）入院患者の本人確認の方法で、最も適切なのはどれか。

　　　1．呼名に対する反応

　　　2．身分証明書

　　　3．病室でのベッド位置

　　　4．ネームバンド　　　　　　　　　　　　　　解答＿＿＿＿＿＿＿

（3）医療事故発生時の対応で適切でないのはどれか。

　　　1．事故に関わる物品の保全

　　　2．発生部署内での解決

　　　3．患者の安全の確保

　　　4．発生状況の記録　　　　　　　　　　　　　解答＿＿＿＿＿＿＿

（4）医療事故情報収集事業を行っているのはどの施設か。

　　　1．医療安全支援センター

　　　2．地域包括支援センター

　　　3．保健所

　　　4．日本医療機能評価機構　　　　　　　　　　解答＿＿＿＿＿＿＿

第32回 感染防止対策

実施日　　月　　日

正解：　／14問

制限時間 5分

1 文章を読み、正しいものには〇、誤っているものには✕を書きなさい。

（1）皮膚は傷の有無を問わずスタンダードプリコーションの対象となる。

解答＿＿＿＿＿＿

（2）スタンダードプリコーションは、感染症がある場合に講じる。

解答＿＿＿＿＿＿

（3）飛沫感染の予防対策としてマスクの着用は提唱されていない。

解答＿＿＿＿＿＿

（4）手袋を使用して処置した後にも手洗いは必要である。

解答＿＿＿＿＿＿

（5）皮膚の抗菌作用を保持するにはアルカリ性石けんが効果的である。

解答＿＿＿＿＿＿

（6）細菌芽胞は消毒薬に対して強い抵抗性をもつ。

解答＿＿＿＿＿＿

（7）ディスポーザブルの器材も滅菌をすれば再使用できる。

解答＿＿＿＿＿＿

（8）擦式消毒薬のすり込み後はペーパータオルで拭く必要はない。

解答＿＿＿＿＿＿

（9）消毒液の付いた綿球を受け渡すとき、受け取る側の鑷子を上にする。

解答＿＿＿＿＿＿

（10）消毒液の付いた綿球を受け渡すとき、鑷子の先端は水平より下を向ける。

解答＿＿＿＿＿＿

2 つぎの設問に答えなさい。

（1）スタンダードプリコーションの対象ではないのはどれか。

　　　1．唾液

　　　2．血液

　　　3．汗

　　　4．粘膜　　　　　　　　　　　　　　　　　　　解答 _____

（2）空気感染を防止するための防護用具はどれか。

　　　1．ガウン

　　　2．N95マスク

　　　3．ゴーグル

　　　4．外科用マスク　　　　　　　　　　　　　　　解答 _____

（3）オートクレーブによる滅菌法はどれか。

　　　1．高圧蒸気滅菌

　　　2．プラズマ滅菌

　　　3．乾熱滅菌

　　　4．酸化エチレンガス滅菌　　　　　　　　　　　解答 _____

（4）注射針やガラスなど、鋭利なものを廃棄する容器に貼るバイオハザードマー
　　　クの色はどれか。

　　　1．赤色

　　　2．黄色

　　　3．橙色（オレンジ）

　　　4．緑色　　　　　　　　　　　　　　　　　　　解答 _____

第33回

地域・在宅に関わる看護

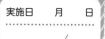

1 文章を読み、正しいものには〇、誤っているものには×を書きなさい。

（1）訪問看護ステーションの管理者になれるのは医師と看護師である。

解答

（2）訪問看護を実施する際には、医師の指示書は必要としない。

解答

（3）最低常勤換算2.5人の看護職員がいれば訪問看護ステーションを開設できる。

解答

（4）訪問看護ステーション事業において、ホームヘルパーは従事者に含まれない。

解答

（5）言語聴覚士は、訪問看護ステーション事業の従事者に含まれない。

解答

（6）訪問看護の対象は、65歳以上の高齢者である。

解答

（7）要介護認定は地域保健法に基づく保健所の事業である。

解答

（8）理学療法士は、介護保険法に基づいて訪問看護を行うことができる。

解答

（9）保健所の設置主体は国である。

解答

（10）地域包括支援センターは、地域保健法に基づき設置される。

解答

2 つぎの設問に答えなさい。

（1）訪問看護ステーションの事業に含まれないのはどれか。

　　　1．給食サービス

　　　2．リハビリテーション

　　　3．ターミナルケア

　　　4．創傷・褥瘡の処置　　　　　　　　　　　　解答＿＿＿＿＿＿＿

（2）市町村保健センターの業務はどれか。

　　　1．専門的で広域的な健康課題への対応

　　　2．看護師免許申請の受理

　　　3．廃棄物の処理

　　　4．地域住民に密着した健康相談　　　　　　　解答＿＿＿＿＿＿＿

（3）介護支援専門員が行うのはどれか。

　　　1．通所介護の提供

　　　2．福祉用具の貸与

　　　3．居宅サービス計画の立案

　　　4．入所生活介護の提供　　　　　　　　　　　解答＿＿＿＿＿＿＿

（4）地域包括支援センターを設置できるのはどれか。

　　　1．市町村

　　　2．都道府県

　　　3．国

　　　4．健康保険組合　　　　　　　　　　　　　　解答＿＿＿＿＿＿＿

解答・解説

第1回 基本技術① 看護過程

（1）×

解説 患者の抱える問題はさまざまです。無理に1つにしぼる必要はありません。

（2）×

解説 原因不明な事象もたくさんあります。それも含めて看護師が介入可能であれば看護上の問題とします。

（3）○

解説 病状や状況などにより、患者のニーズや問題も変化します。看護問題の優先度は状況に応じて変え、臨機応変に対応するのがよいでしょう。

（4）○

解説 看護過程の展開は必ずしもスムースにいくとは限りません。また展開する中で新たな問題が生まれることもあります。そのときは前の段階に戻り、情報収集やアセスメントをやり直します。

（5）×

解説 患者の好みや性格などは、治療や看護を行う上でも大事な情報です。

（6）×

解説 看護上の問題を明らかにして、それを解決するためにどのように看護師が介入できるかを判断する段階が看護診断です。明らかになった看護上の問題に対して、看護診断名をつけます。

（7）×

解説 収集した患者の情報を整理、分析して、看護上の問題を明確にする段階がアセスメントです。

（8）○

解説 看護計画を立案する際には、看護する側を主語にするのではなく、患者を主語にして看護目標を書きます。

（9）×

解説 患者の意見や訴えも大事な情報です。看護上の問題を明確化させる際にも反映させます。

（10）×

解説 最も優先すべき看護問題は、患者本人の希望です。

②

（1）4

解説 患者本人や家族による訴えが主観的情報です。

（2）2

解説 検査結果や数値、皮膚の状態、発熱といった症状などの情報を客観的情報といいます。

（3）2

解説 SOAP形式では、S（Subject）は主観的データ、O（Object）は客観的データ、A（Assessment）はアセスメント＝評価、そしてP（Plan）は計画を表します。

（4）1

解説 看護上の問題点や患者の状態の変化、患者の重要な出来事に焦点（フォーカス）をあて、それらに対する看護を、DARに沿って系統的に記録する方法がフォーカスチャーティングです。D（Date）はデータ、A（Action）は看護行為、R（Response）は患者の反応を意味します。患者の治療計画を時系列で表すのはクリニカルパス、偏りのない論理的な推論はクリティカルシンキング、問題志向システムに基づいた記録はPOSです。

第2回　基本技術②　患者とのコミュニケーション

①

（1）×

解説 患者が理解できるようにわかりやすく、そして納得できるように説明します。

（2）○

解説 治療や看護に対する否定的な言動やイラつきなども、患者の感情表現のひとつです。それらの感情も受け止めたうえで患者を理解することが大事です。

（3）×

解説 専門用語はわかりやすい言葉に置き換え、理解できるように説明します。そのためには専門用語の正しい理解が必要です。

（4）×

解説 会話の量と信頼関係は必ずしも比例しません。患者の言葉や行動、非言語的な感情なども受け止め、理解していくことで信頼関係が生まれます。

（5）×

解説 言葉に現れない患者の態度や行動、表情、あるいは触れることを通じて行われる非言語的コミュニケーションも看護では重要になります。

（6）○

解説 患者の表情や動作を見たり、患者に触れたりすることは、コミュニケーションにおいて重要です。

（7）×

解説 沈黙があっても直ちに会話を終了するのではなく、患者の言葉を待つ、こちらから声がけをする、といったことも大事です。また沈黙の中に隠された患者の気持ちなど、非言語的な情報を理解する必要もあります。

（8）○

解説 視線の高さをなるべく合わせ、お互いの視線が触れ合うようにして会話をすることが大事です。

（9）×

解説 失語やうつ状態にある場合、言語による感情表出やコミュニケーションが難しいこともあり、言語的コミュニケーションは効果的とはいえません。

（10）×

解説 自殺念慮を抱くような状態では、安易な励ましはかえって患者を追い詰めることにもなるため、禁忌とされます。

②

（1）1

解説 相手が自由に答えることができ、答えが一つではない質問がOpen-ended-questionです。1以外は「はい」や「いいえ」で答えることができる質問です。

（2）3

解説 相手が「はい」か「いいえ」、「A」か「B」で答えられるような、答えが限定される質問をClosed-questionといいます。

（3）4

解説 ベッドサイドに腰かけ、目線をなるべく合わせ、適切な距離感で接するのがよいでしょう。

（4）3

解説 患者の言葉や、言葉以外に現れるメッセー

ジに耳を傾け、共感し、**理解を示す**ことが傾聴です。

---

❶

（1）○

解説 患側は血流が悪かったり、体温計を腋窩で挟んだ状態にしていくことが難しいこともあり、原則的に健側で測定します。

（2）×

解説 腋窩で実測検温を行う場合、正確に測定するには10分間以上行います。

（3）×

解説 乳幼児では体温計を口で留めておくことが難しい上、噛んでしまって破損したり、誤飲する危険もあるため、**口腔検温は適しません**。

（4）○

解説 乳幼児や意識障害の患者、口腔内に損傷がある患者、咳の出る患者など、測定中、体温計を口に留めておくことが難しい場合は、口腔検温は適しません。

（5）×

解説 触れることで泣き出したりすると測定値が変動したり、測定できなくなる場合もあるため、まずは触れずに測定できる呼吸から始めます。

（6）×

解説 脈拍測定は、看護師の示指、中指、薬指の3本の指腹部分を軽く当てるようにして行います。母指を用いると、看護師自身の脈拍と混同しやすくなります。

（7）○

解説 脈拍数は体位により変動します。仰臥位から座位、立位の順に増加します。

（8）○

解説 呼吸数は意識してしまうと数値が変動することがあります。そのため脈拍を測定するのと同時に患者に意識させずに呼吸数の測定を行います。

（9）○

解説 リラックスして安静な状態で測定するように、仰臥位か座位が適します。

（10）○

解説 触診法では、排気球の空気を排出し、減圧しながら拍動を感じ始めた時点で収縮期血圧（最大血圧）を確認します。減圧が終わっても脈は触れるため、触診法では拡張期血圧（最低血圧）はわかりません。

❷

（1）1

解説 最も高いのが直腸温で、つぎに鼓膜温（耳内温）・口腔温が同等程度、最も低いのが腋窩温になります。

（2）2

解説 脈拍測定は、通常橈骨動脈が用いられますが、そのほかにも総頸動脈や上腕動脈などが用いられることもあります。**大腿動脈でも触知は可能**です。

（3）2

解説 クスマウル呼吸は糖尿病性ケトアシドーシスや腎障害による尿毒症などで特徴的にみられる異常呼吸で、異常なほど**大きくて深い呼吸**が特徴です。

（4）4

解説 一般的な成人では、12～14cmのマンシェット幅が適します。また指が1～2本入るくらいの強さで巻きます。心臓より低い位置で測定すると測定値が高くなるため、心臓と水平になる位置で行います。ベル型の形状では、周囲の皮膚を圧迫し測定値に影響を与えてしまいます。

❶

（1）×

解説 問診は、医師や看護師が、患者に自覚症状や病歴、普段の生活状況などを聴く診察方法のことをいいます。

（2）×

解説 触診は、患者の身体に触れることで、皮膚の状態や身体の内外で起こる変化、異常などを感じ取る診察法のひとつです。

（3）×

解説 視診は、患者の身体を目でよく観察する診察方法です。

（4）×

解説 腹部の触診を行うと腸の蠕動運動（ぜんどう）が亢進し、正確な聴診ができなくなることがあるため、先に聴診を行います。

（5）○

解説 リラックスして腹部の緊張を解くために、仰臥位で膝を軽く曲げるとよいです。

（6）○

解説 聴診器の膜面は高音の聴取に適しており、呼吸音や心音（Ⅰ音・Ⅱ音）、腸蠕動音などを聴きとる際に用います。一方、ベル面は異常心音など、低音の聴取に適しています。また、聴診器の冷感は患者に不快感を与えたり、バイタルに影響するため、少し手で温めてから当てるようにします。

（7）×

解説 リラックスした状態で、最もよく呼吸音を聴き取ることができるため、深呼吸してもらいます。

（8）×

解説 呼吸音の聴診では、前胸部から背部の順に行います。また頸部付近から始め、下に向かって聴診器を当てていきます。

（9）○

解説 左右の肺を比較するように左右対称で交互に聴診します。

（10）○

解説 新雪を握りしめたようなギュッギュッという音が握雪音です。胸膜の炎症により、壁側胸膜（へきそくきょうまく）と臓側胸膜がこすれることで聴かれる音です。

❷

（1）1

解説 声音振盪（せいおん）とは、発声による振動が胸壁に伝わることをいい、触診や聴診で感じることができます。気管の閉塞や気胸、胸水があるとその振動は減弱し、反対に肺炎や結核のなどの場合には増強します。側彎の観察には視診が適します。腹部を触診するときは、浅いところから徐々に深く触れ、痛みのある場所は最後に行います。

（2）3

解説 正常な場合にはおよそ10秒ごとに腸蠕動音が聴かれます。腸管の麻痺によって腸蠕動運動が著しく低下した状態であるイレウスでは、腸蠕動音が消失します。亢進しているときは感染性胃腸炎や下痢を疑います。反対に便秘では腸蠕動音が減少します。

（3）2

解説 喀痰など、気道の分泌物貯留では、ブツブツというような粗い断続性副雑音（水泡音）が聴かれます。

（4）1

解説 喘息や気道異物などにより気道が狭窄（きょうさく）すると、高い連続性副雑音（笛声音）（てきせい）が聴かれます。また気道の狭窄では、グーグーという、いびきのような低い連続性副雑音（類鼾音）（るいかん）が聴かれる場合もあります。

第5回　基本技術⑤　フィジカルアセスメント②

(1) 2

解説 目安として、腋窩温＜口腔温≒鼓膜温＜直腸温となります。外気の影響を受けにくい直腸温が深部体温に最も近くなります。

(2) 3

解説 母指では、自身の脈拍と患者の脈拍を混同しやすいため、示指、中指、薬指の3指で測定します。母指は、反対側で患者の手首を支えるようにします。また指先では触知しにくいため、指腹を当てるようにします。このとき、強く圧迫すると自身の脈動を感じてしまったり、血流を止めてしまうため、力を入れ過ぎないようにします。

(3) 4

解説 それぞれの関節が運動を行う際の生理的な運動範囲を関節可動域（ROM = Range Of Motion）といいます。運動能力の評価や活動性維持のための指標とされます。

(4) 3

解説 関節が動く範囲を角度で示すため、単位は度です。

(5) 3

解説 徒手筋力テスト（MMT）は、筋力評価方法の一つで、日常生活能力の把握や障害部位の特定、リハビリテーションの指標などとして用いられます。その名の通り、器具を用いずに徒手的に評価する検査法です。評価は、筋の収縮が全くみられない0から、強い力を加えても自由に動かせる5の6段

階で評価します。足関節や手関節など、評価する部位によっておこなう場所は異なります。

(6) 1

解説 覚醒していない人の意識レベルを評価する際は、まず呼びかけです。呼びかけに応じない場合に身体を揺さぶり、それでも反応がない場合に痛み刺激を加えます。

(7) 4

解説 呼吸の深さ、すなわち1回換気量が増加するのが過呼吸の特徴です。リズムには大きな変化はありません。吸気時に下顎が動くのは、死期が迫ったときにみられる下顎呼吸です。呼吸数が毎分24回以上の場合は頻呼吸といいます。

(8) 4

解説 チェーンストークス呼吸は、無呼吸もみられる周期的（規則的）な異常呼吸です。深く早い呼吸から浅くゆっくりした呼吸が繰り返され、最も弱まった時に無呼吸となります。脳の疾患や重症心不全のほか、薬物中毒でもみられることがあります。

(9) 2

解説 代謝性アシドーシスや昏睡時、尿毒症などでみられる異常呼吸がクスマウル呼吸です。無呼吸はみられず、異常に深くゆっくりとした周期性の呼吸が特徴です。ビオー呼吸は、不規則なリズムの呼吸と無呼吸が出現する異常呼吸で、頭蓋内圧が亢進していることを示します。リズムが非常に不規則になるのが失調性呼吸です。

第6回　基本技術⑥　検査と看護

(1) ✕

解説 周囲の患者への配慮は必要ですが、アラームをオフにしてしまうと、患者や機器の異変に気付くことができません。

(2) ✕

解説 同じ部位に続けて装着していると、皮膚の障害などを引き起こします。

(3) 〇

解説 マニュキュアや汚れなどは、測定値に影響を与えるため、測定前に除去します。

（4）×

【解説】妊娠中、あるいは妊娠の可能性がある場合にはX線検査は禁忌です。生理開始から10日以内に行うのが望ましいとされています。

（5）○

【解説】放射線を使用しない超音波検査（エコー検査）は、妊娠中の女性でも受けることができます。

（6）×

【解説】医療被曝もなく、安全なため、乳幼児でも受けることができます。

（7）○

【解説】CT検査とは、X線を人体に照射し、それをコンピュータにより解析して画像化する検査です。

（8）×

【解説】金属製品はX線に映るため、検査に支障があります。

（9）○

【解説】MRI検査室には、強力な磁場が発生します。金属製品が磁力によって引き寄せられることで事故が起こることがあるため、持ち込みは禁止です。

（10）×

【解説】腹部MRIの場合には検査2時間前までに

食事を済ませる必要がありますが、基本的には絶食の必要はありません。

❷

（1）1

【解説】サーモグラフは、物体から放射される赤外線を感知し、熱の分布を示す機器です。ECGは12誘導心電図、MRIは磁気共鳴画像法という検査、あるいはその検査に用いる機器のことをいいます。

（2）4

【解説】スパイロメーターとは、肺機能検査（スパイロメトリー）で用いられる機器です。肺活量や1秒率を知ることで、正常にガス交換が行われているかを評価します。

（3）4

【解説】パルスオキシメーターは、経皮的に血液中の酸素飽和度を測定するのに用いられます。測定すると酸素飽和度（SpO_2）と脈拍数が表示されます。

（4）2

【解説】医療被曝を避けるために、患者以外は検査室から退室します。

第7回　日常生活援助技術①　体位と体位変換

（1）○

【解説】まっすぐ前を向いて立ち、両腕を下ろして手掌を前に向けた姿勢が解剖学的正位で、人体の位置関係を表すときの基本の姿勢となります。

（2）○

【解説】両脚を前後左右に広げ、支持基底面を広くすることで安定します。

（3）×

【解説】立位は、ほかの体位に比べて重心が高く、不安定な姿勢です。

（4）×

【解説】仰向けの状態が仰臥位です。背部と臀部へ

の圧迫がなくなるのは腹臥位（うつ伏せ）や立位などです。

（5）○

【解説】椅子に座り、机にもたれるように前かがみになった姿勢が起座位です。横隔膜が下降して胸郭の容積が広がることで呼吸が楽になります。また静脈還流量が抑えられることで心肺の負荷も軽減されます。

（6）×

【解説】側臥位と腹臥位の中間のような体位がシムス位です。陣痛時や緊急時の安楽・安全を目的としてとられることがあります。回復体位ともよばれます。

（7）×

解説 可能な限り患者の力も利用し、少ない力で体位変換を行うのがよいでしょう。

（8）×

解説 立位になることで心臓の位置が高くなり、静脈還流が弱まるため、中心静脈圧は低下します。

（9）×

解説 立位になることで腹部臓器が下垂し、胸腔への圧迫がなくなるため、横隔膜の運動はしやすくなります。

（10）○

解説 長時間にわたり同一体位をとることで起こる弊害が廃用症候群です。筋力の低下や関節の拘縮、褥瘡、うつなど、さまざまな症状がみられます。

2

（1）3

解説 仰臥位は支持基底面が最も広く、安定した

体位です。

（2）4

解説 半腹臥位ともよばれるシムス位は、側臥位の状態から、腹部より下側を腹臥位のように床面に向けてひねったような体位です。妊娠後期や陣痛時の負荷を軽減する効果があります。

（3）3

解説 体位変換には、同一体位による廃用症候群の予防や気分転換、患者の安楽、血流改善、褥瘡予防、気道分泌物の喀出促進など、さまざまな効果があります。無尿や乏尿の改善効果はありません。

（4）2

解説 体位変換時は、支持基底面をなるべく広くし、重心を低くすることで身体を安定させます。また患者との距離を近くすることで互いの重心同士を近づけ、より少ない力で実施します。

第8回　日常生活援助技術②　移動の介助とボディメカニクス

1

（1）○

解説 坂を上るときは、患者の頭部を先行させて頭部が高くなるようにします。

（2）×

解説 平坦な場所では、患者の頭部は進行方向の反対側です。後方の看護師は、患者の顔色や状態などに気を配ります。

（3）×

解説 転落を防止するためにも、乗車時、降車時ともにストッパーをかけます。

（4）×

解説 急に意識を回復して転落することがないよう、柵を上げるようにします。

（5）×

解説 健側を使って動作しやすいように、原則的には健側に配置します。

（6）×

解説 患者が移動する距離をなるべく短くするように、ベッドから車椅子へ移乗する際は、車椅子の向きをベッドに対して20〜30度程度の角度で配置します。

（7）○

解説 急な停止などに備え、乗車時は必ずブレーキをかけるようにします。

（8）○

解説 急な加速を避け、看護師の身体全体で車椅子と患者を支えるように後ろ向きで進みます。

（9）×

解説 足底をしっかりと床につけ、摩擦を大きくすることでより安定します。

（10）×

解説 重心線を支持基底面の内側に置くことで安定します。

❷

（1）2

解説 エレベーターに乗車したときに方向転換することはありますが、昇降中は転回しないようにします。坂道でも平坦な場所でもゆっくりと進めます。段差は前輪を少し上げて乗り越えるようにして推し進めます。フットレストは移乗の妨げになるので上げておきます。

（2）2

解説 患者の足（足底）をベッドの近くに置くことで立ち上がる動作がしやすくなります。

（3）2

解説 ストレッチャーへの移乗は、原則的に４人で行います。移乗する際には、必ずストレッチャーのストッパーをかけます。ベッドの高さは、患者ではなく実施者の身長に合わせて調節します。ベッドとストレッチャーの段差をなくすことで移乗しやすくなります。

（4）1

解説 歩幅はなるべく小さくして転倒を予防します。患者の身体を支えて介助します。松葉杖は、患者の身長から40cm程度引いた長さが適切とされます。

第9回　日常生活援助技術③　食事の介助

（1）×

解説 介助を受ける場合でも清潔の習慣を維持するためにも手洗いをします。

（2）×

解説 介助者が患者の健側に食べ物を入れやすく、さらに患者が健側を使って食べることができるように、原則的には患者の健側から行います。

（3）○

解説 誤嚥を防ぐためにも、食物を口腔の健側に入れ、健側を使って食べられるようにします。

（4）○

解説 ただし、スプーンを抜き取る際に、患者の頭部が挙上してしまうと、咽頭と気道が一直線になって誤嚥しやすくなります。

（5）×

解説 細かく刻むことで誤嚥を誘発しやすくなります。すりおろしてペースト状にしたり、とろみをつけるなどの工夫が適します。

（6）○

解説 パサパサした食事は口腔内を乾燥させるため、嚥下がしにくく、また誤嚥を引き起こしやすくなります。

（7）○

解説 とろみをつけることで、嚥下の過程がゆっくりになり、誤嚥やむせを防ぐことができます。

（8）×

解説 むせて咳をすることによって誤嚥した食物を吐き出そうとしているため、無理に強く叩いて妨げないようにします。咳が落ち着くまで様子を見て待ちます。

（9）○

解説 柄の太いスプーンの方が少ない力でもしっかりと握ることができ、持ちやすくなります。

（10）×

解説 食物の逆流を防ぐためにも、食後30分～1時間程度は半座位や座位の姿勢を保つようにします。

❷

（1）3

解説 食道へ進むはずの飲み物や食べ物が誤って気管に入ってしまうことを誤嚥といいます。誤嚥は肺炎の原因となります。

（2）2

解説 ファウラー位では、枕などを用いて患者の頸部を少し前傾させることで、咽頭と気管に少し角度がつき、誤嚥を予防することができます。

（3）2

解説 とくに漿液性の唾液（水分）が増加することで誤嚥を引き起こしやすくなります。ひと口の量は少なめにします。むせたときにすぐ水を飲ませるとさらに誤嚥したり、苦しくなるため、落ち着くまで様子をみます。具入りの味噌汁は、水分と内容物により粘度が不均一で、誤嚥しやすくなります。

（4）1

解説 さらさらした物や、咀嚼しても食塊を形成しにくい食べ物は誤嚥しやすくなります。

第10回　日常生活援助技術④　清潔の援助①（陰部洗浄・入浴・口腔ケア）

①

（1）×

解説 脱衣時の寒冷刺激や温度差によるヒートショックを防ぐためにも脱衣所と浴室の室温は22～24℃で、なるべく差がないように設定します。

（2）○

解説 急な温度変化は心肺機能に負担をかけます。そのため、体肢から徐々に湯をかけ、湯の温度に身体を慣らしていくようにします。

（3）×

解説 悪寒・戦慄がある場合には、入浴は避けます。

（4）○

解説 水分が残っていると気化熱によって体温を奪われてしまいます。浴室内でしっかりと水分をふき取ってから出ます。

（5）○

解説 直接患者の身体に湯をあてると熱傷の原因ともなります。まずは看護師自身で確かめるようにします。

（6）×

解説 陰部は不潔になりやすいため、訴えがない場合でも患者の羞恥心などに配慮したうえで実施します。

（7）×

解説 感染予防のほか、患者の不快感や緊張の軽減のために陰部洗浄では手袋を使用しますが、滅菌手袋である必要はありません。

（8）×

解説 基本的には汚染部の弱い部位から強い部位の順に洗浄します。

（9）×

解説 陰茎は汚れが溜まりやすいため、手で把持し、しっかりと洗浄します。但し、羞恥心には特に配慮が必要です。

（10）○

解説 尿道口からの尿路感染を防ぐために、尿道口から肛門方向に向けて洗うようにします。

②

（1）2

解説 入浴による温熱作用や洗浄の際のマッサージ効果などにより、腸蠕動は促進されます。

（2）4

解説 脱脂綿はその名の通り油分がなく、水分を吸収しやすいため、洗髪時の使用は適しません。青海綿を使用します。洗い流す時には38～41℃、シャンプーは髪を濡らしてからつけることでよく泡立ちます。

（3）3

解説 足浴には入眠効果があり、就寝前の実施も有効です。

（4）2

解説 出血部位から感染することもあるため、歯肉出血の場合でも口腔ケアを行います。出血部位を損傷しないように、毛先が細かく柔らかい素材の歯ブラシを使います。

❶

（1）×

解説 よい病衣の条件としては、通気性や吸着性、保湿性のよさ、肌触り、皮膚への低刺激などです。その点では木綿のような天然繊維の方が適しているといえます。

（2）× 汚れたときにすぐに視認し、交換できるように、汚れが一目でわかるような色や柄が適します。

（3）× 決まった間隔にこだわるのではなく、汚れたときは随時交換するようにします。

（4）× 新しい寝衣を汚さないためにも、寝衣交換の前に清拭や洗浄をします。

（5）× 左身頃（左半身を覆う方）が前の状態は、亡くなった人への着せ方とされています。男女とも同じで、右身頃が前になるようにします。着物の着方で「前」とは、先に合わせる方（下になる方）を意味します。

（6）○ 自由度の高い側や健側から先に脱がせると、自由度の低い、輸液ラインを装着している側や患側を脱がせやすくなります。

（7）× 右麻痺患者の場合には、健側である左側から脱がせ、患側である右側から着せるようにします。脱がせるときは健側から患側、着せるときは患側から健側が原則です。

（8）× 入浴やシャワー浴が禁止されている場合には、清潔保持のために全身清拭が有効です。

（9）○ 筋肉の走行に沿って、そして末梢から中枢に向かって清拭するのが基本です。

（10）×

解説 強く拭くことでリンパの流れを妨げ、浮腫の改善を遅らせたり、悪化させてしまうことがあります。そのため優しく清拭を実施するのがよいでしょう。

❷

（1）1

解説 援助中に湯が冷めることも考慮し、50〜55℃の湯を用意します。タオルの温度はまず看護師（実施者）の肌で確認します。ひと拭きごとにタオルを離すと冷めやすいので、なるべく密着させたまま行います。腹部は腸の走行に合わせて時計回りに拭くことで、腸蠕動運動の促進効果（便秘の改善）が期待できます。

（2）3

解説 セルフケア能力の向上やリハビリテーションなどのために、自分で拭ける場合には、自分で拭いてもらうのがよいでしょう。

（3）3

解説 帯の縦結びは、亡くなった人への着せ方の一つとされます。

（4）2

解説 爪を切る際は、指先より爪が1〜2mmほどはみ出すような長さで切ります。爪切り前に手浴や足浴を行うことで、爪が柔らかくなり、切りやすく、また切った爪が飛散しにくくなります

❶

（1）○
解説 病室の状態や雰囲気、ベッドの位置などは、患者の気分、心理状態に大きく影響します。

（2）×
解説 やわらかすぎると寝返りをうちにくくなるだけでなく、肺を圧迫することで呼吸を妨げたり、窒息の危険もあるため、適度な硬さにします。

（3）○
解説 中心線に合わせることで左右均等になり、崩れにくくなる上、外観もきれいに仕上がります。

（4）○
解説 外観がより美しくなるように、床頭台の反対側に向けます。

（5）×
解説 汗など、見えない汚れや分泌物も考え、汚れが視認できなくても交換します。

（6）○
解説 床に置くことでシーツの塵埃（小さなちりやほこり）が床に落ち、さらに飛散する可能性があるので、取り除いたシーツはすぐにランドリーボックスに入れます。

（7）×
解説 塵埃が患者の顔周辺にかかるのを防ぐためにも、患者の頭部に向けず、足側に向けて外します。

（8）○
解説 リネン交換中は、汚れに含まれる細菌など

が飛散する可能性もあります。歩行が可能であれば退出してもらってもよいです。

（9）○
解説 三角コーナーはゆるみにくく、しわができにくいため、下シーツに適します。

（10）×
解説 冬場では20〜22℃程度、夏場では25〜27℃程度が適切です。

❷

（1）1
解説 手術野は1万〜10万ルクスという非常に高い照度を必要とします。手術室や処置室では1,000ルクス、診察室やナースステーションなどでは500ルクス、病棟や外来の廊下では200ルクス、病室では100ルクス程度が基準となります。

（2）3
解説 病室の明るさを確保するために、床面積の1／7以上の有効採光面積が必要とされています。

（3）1
解説 リネン類は作業する順に上から積むことで効率的に実施できます。ベッドメーキング時は窓を開け、換気を行います。シーツのしわは、不快感や褥瘡などの原因となります。

（4）2
解説 膝を床につけると床の汚れや細菌が付着して不潔です。

❶

（1）×
解説 時間を決めるのではなく、排泄の度に交換するようにします。

（2）○
解説 排尿だけの場合でも、不快感やかぶれなどを予防するために交換します。

（3）×
解説 身体に合ったおむつを使用しないと排泄物が漏れることがあります。

(4) ✕

解説 おむつの使用は筋力の低下やQOLの低下の原因となります。安易に使用するべきではありません。

(5) ○

解説 おむつ内の湿潤は、かぶれなどの原因となります。

(6) ○

解説 排便時には同時に排尿も行われます。そのため男性が排便する場合は便器と尿器を用意します。

(7) ○

解説 排泄物による感染を防ぐために、排泄のケア時には必ず手袋を装着します。

(8) ✕

解説 尿路感染を防ぐために、膣と反対方向に向けて拭きます。そのとき可能であれば側臥位にすると拭きやすくなります。

(9) ✕

解説 プライバシーや羞恥心に配慮し、ナースコールをそばに置き、何かあればすぐに呼べるような状態にして看護師は退室します。

(10) ✕

解説 下剤は患者の苦痛も伴います。まずは水分の摂取や食生活の改善、温罨法、腹部のマッサージなどを検討するのがよいでしょう。

❷

(1) 4

解説 排泄ケアにおいて、羞恥心への配慮は重要です。他人に排泄を知られるような行動は控えるべきです。また便器の冷感は便意の喪失や不快感につながるため、冷たい場合には、体温程度に少し温めておくとよいでしょう。

(2) 4

解説 ファウラー位は、腹圧をかけていきみやすい体位です。

(3) 3

解説 可能であれば側臥位にして陰部にも汚れが残っていないかを確認しながらしっかりと拭くようにします。

(4) 2

解説 セルフケアができるように、ストーマは本人が見える位置に造設します。アルコールは皮膚かぶれの原因となるため使用しません。石けんできれいに洗浄します。交換中に排泄してしまうことを避けるために、食後2時間以上経過してからの交換が適します。

第14回　日常生活援助技術⑧　浣腸・導尿・便秘・尿失禁

(1) 4

解説 浣腸液の温度は直腸温より少し高い40〜41℃程度が適します。浣腸液注入には解剖学的に左側臥位が適します。注入後にすぐに排便すると浣腸液だけが排出されてしまうため、3〜5分程度我慢してもらってから排便してもらいます。

(2) 3

解説 立位では腹圧がかかりやすく、肛門括約筋も緊張してカテーテルが挿入しにくくなります。また直腸前壁の角度が鋭角になるうえ、挿入の長さも視認しにくいため、直腸壁を損傷し、腸管穿孔を引き起こす危険があります。

(3) 2

解説 グリセリン浣腸は、浸透圧によって大腸を刺激し蠕動運動を促進するはたらきがあります。また、便を溶かして軟らかくし、便の滑りをよくする効果もあります。

(4) 3

解説 弛緩性便秘は、高齢者や女性に多くみられる便秘で、腸管蠕動運動が低下し、便を押し出すことができなくなるうえ、便が長く腸管に停滞することで水分が過剰に吸収され、輸送しにくくなることで起こります。水分の摂取や食物繊維の多い食品の摂取などが有効です。

（5）2

解説 努責する（いきむ）ことによって急激な血圧変動をまねくため、高血圧症などの患者では注意する必要はありますが、排便には努責が必要です。

（6）2

解説 尿道の構造上、男性では18〜20cm挿入します。

（7）2

解説 生理食塩水では含まれる塩分が結晶化し、バルーンを傷つけたりカテーテルを塞ぐ恐れがあるため、滅菌蒸留水を使います。また膀胱留置カテーテルは無菌操作で行うため、水道水は適しません。

（8）4

解説 尿失禁には、咳やくしゃみにより腹部に圧

力がかかることで起こる腹圧性尿失禁のほか、急に強い尿意を感じると同時に排尿してしまう切迫性尿失禁や、脊髄損傷により膀胱に尿が貯まると無意識に排尿してしまう反射性尿失禁、歩行障害や認知症などにより排尿行動ができずに起こる機能性尿失禁、前立腺肥大症などにより尿が出にくくなった状態で少しずつ尿が漏れ出してしまう溢流性尿失禁などがあります。

（9）4

解説 腹圧性尿失禁は女性に多くみられる尿失禁で、加齢や出産などが原因となり、骨盤底筋群という尿道括約筋を含む骨盤底の筋肉が緩むために起こります。咳やくしゃみなどで腹部に力が入ったときに尿が漏れてしまいます。

第15回　診療に伴う看護技術①　栄養補給

❶

（1）×

解説 胃の噴門部に狭窄（狭くなった部分）があり、食道を経由して食物が胃へと流入できない場合には経管栄養法を選択します。

（2）×

解説 仰臥位で挿入するとチューブが気管へと入りやすくなってしまいます。ファウラー位や座位が適します。

（3）○

解説 チューブを挿入する側の鼻孔と反対側の方向に頸部を少し回旋させることで咽頭と梨状窩が広がり、チューブが挿入しやすくなります。

（4）×

解説 頸部を前屈させることで咽頭と気管に角度ができ、気管への誤挿入を予防することができます。

（5）×

解説 唾液を飲み込むことで嚥下運動が起こり、喉頭蓋がふさがれることでチューブが気管へ進むことを防ぐことができます。

（6）○

解説 冷たすぎると消化不良や下痢を引き起こし、温めると細菌が繁殖しやすくなるため、常温で使用することが推奨されています。

（7）○

解説 高浸透圧の栄養剤が腸管に入ると、それを希釈しようとして体内の水分が多く腸管に引き込まれ、下痢の原因となります。

（8）×

解説 下痢を予防するために、高浸透圧の栄養剤を注入するときは希釈したり、注入速度を遅くします。

（9）○

解説 急激な注入は嘔吐や下痢の原因となります。

（10）×

解説 注入した食物の逆流を防ぐためにも座位かファウラー位が適します。

❷

（1）3

解説 胃液を吸引するほか、チューブに接続した

注射器から空気を少し入れ、空気音を確認する方法、医師の指示のもとエックス線撮影で確認する方法があります。

（2）1

解説 経腸栄養剤の副作用としては、下痢や嘔吐、誤嚥、感染などがあります。

（3）1

解説 被覆材等で胃瘻を保護する必要はありません。露出し、石けんで洗浄し、清潔を保ちます。胃

瘻カテーテルの交換は、異常がなければバルーン型で月１回程度、バンパー型で４〜６ヶ月に１回程度です。

（4）1

解説 カテーテル挿入時に肺尖（鎖骨の２〜３cm上に位置します）を損傷し、気胸を引き起こす危険があります。気胸は、何らかの原因で肺から漏れ出した空気が胸腔に貯まっている状態です。

第16回　診療に伴う看護技術②　注射

❶

（1）○

解説 刺入部は最も清潔が保たれるべき部分です。汚染部を拭いたアルコール綿が刺入部に触れないように、中心から外側に円を描くように拭きます。

（2）×

解説 アルコールの消毒効果は乾いたときに発揮されます。またアルコールが乾かないうちに刺入し、アルコールが血管に入ると痛みが生じます。

（3）○

解説 皮内に針を留めるため、皮膚と平行になるようにして刺入します。

（4）×

解説 筋肉内注射では、刺入しやすい筋層の厚い筋、そして神経や大きな血管の分布が少ない筋が適します。三角筋や中殿筋が多く選択されます。

（5）○

解説 薬液の吸収を高めるため、筋肉内注射では注射後に刺入部位を軽くマッサージします。

（6）×

解説 電撃痛が生じたときは刺入部位の神経を損傷している恐れがあるため、直ちに針を抜き注射を終了します。

（7）○

解説 皮下組織の下にある筋層までなるべく短距離で刺入できるよう、45〜90度の角度で行います。

（8）○

解説 止血のために起こる、血小板の凝集作用による血栓形成を妨げないために、刺入部はもまずに圧迫止血します。

（9）×

解説 駆血帯をしたままだと血管の内圧が高く、薬液が血管に入りづらいため、駆血帯は針の進入を止めた後に外します。

（10）×

解説 針刺し事故による感染を防ぐために、針はリキャップせずに専用の容器に廃棄します。

❷

（1）2

解説 静脈内注射では、20〜23G（ゲージ）、SBの針が適します。

（2）4

解説 静脈内注射は血管に直接薬液を注入するため、最も早く作用が発現します。

（3）2

解説 万が一異常が起きたときでも日常生活になるべく支障がないように、基本的には利き腕と反対側に実施します。薬効や副作用が強力に現れる静脈内注射では、投与できる薬剤は限定されます。使用する薬液は、薬剤を手にしたとき、注入時、そして注入後の３回確認します。

（4）3

解説 薬液5ml中に薬剤が250mg含まれているということは、1mlには50mg含まれているこ

とになります。よって200mg与薬するには、4ml注入すればよいことがわかります。

第17回　診療に伴う看護技術③　点滴・輸液

❶

（1）×

解説 正常に滴下しているかが視認できるよう、薬液量は点滴筒の1/2〜2/3程度にします。また少なすぎても空気が混入する危険があります。

（2）×

解説 関節の近くは固定しにくい上、関節の動きにより輸液ラインの接続が外れやすいため避けます。

（3）○

解説 麻痺側では刺入部の異常や組織の損傷に気づかない場合もあるため、刺入は行いません。

（4）×

解説 日常生活に支障が出やすいため、利き腕側は避けます。

（5）×

解説 刺入部の状態を観察しやすいように透明フィルムドレッシング剤を貼り、固定用テープで固定します。

（6）○

解説 輸液量や輸液の速度、投与方法、時間なども医師の処方、指示によります。

（7）×

解説 刺入部の発赤は輸液の血管外漏出（ろうしゅつ）を示しているため、輸液を直ちに中止します。

（8）×

解説 引っ張ったときにすぐに抜けないように、

チューブは蛇行させて固定します。

（9）○

解説 患者の体動があったときは輸液ラインが閉塞したり外れている可能性があるため、異常がないかを観察します。

（10）×

解説 上部に取り付けるとバランスが悪く転倒しやすいため、スタンドの中央付近に取り付けます。

❷

（1）3

解説 輸液ポンプは、輸液を一定の速度や量で正確に投与する必要があるときに使用します。

（2）1

解説 血管外漏出の症状として、刺入部の疼痛や掻痒感、発赤、腫脹などがあります。

（3）4

解説 1時間に50mlの速度で500mlの輸液を行うには、10時間要します。午前10時の10時間後は午後8時です。

（4）1

解説 1日（24時間）で点滴1800mlを行う場合、1時間では1800÷24＝75で、75ml行うことになります。1ml＝20滴なので、滴下数は1時間で75×20＝1500で、1500滴となります。1時間（60分）で1500滴なので、1分間では1500÷60＝25で、25滴となります。

第18回　診療に伴う看護技術④　輸血の管理

❶

（1）×

解説 指示書の確認は、必ず看護師（医療者）2

人で行います。

（2）○

解説 交差適合試験（主試験）は不適合輸血を防

止するために行います。

（3）✕
解説　輸血の実施は医師が判断し、医師が開始します。

（4）✕
解説　輸血開始直後は重篤な副作用が現れやすいため、開始後少なくとも5分間は患者のそばに付き添い、観察します。また退室した後も定期的に訪室し、異常がないかを確認します。

（5）✕
解説　血液製剤の成分が変化し、副作用などが現れる可能性があるため、混ぜての使用はしません。

（6）✕
解説　−20℃以下の冷凍保存が義務付けられているのは新鮮凍結血漿です。

（7）〇
解説　製剤内の血小板に酸素を行き渡らせるために振とう保存します。振とう器を用いたり、用手的に行います。

（8）✕
解説　急速な輸血や大量の輸血などの場合に加温することはありますが、基本的には加温の必要はありません。

（9）✕
解説　成分の変性を防ぐために、30〜37℃の

湯でゆっくりと溶解させます。

（10）✕
解説　自己血輸血は、あらかじめ採血した患者自身の血液を使用するため、感染や副作用のリスクが少ない方法です。

❷

（1）2
解説　製剤に含まれるリンパ球が輸血された患者の身体で過剰に免疫反応を起こして現れる症状が移植片対宿主病です。放射線を照射することで血液製剤中のリンパ球のはたらきを抑えます。

（2）3
解説　人全血液や赤血球濃厚液の有効期限は21日間です。合成血は24時間、血小板製剤は4日間、新鮮凍結血漿は1年間です。

（3）2
解説　凍結していた製剤が融解し、それを使用しない場合には再凍結せずに廃棄します。

（4）3
解説　副作用が生じた場合、使用した血液製剤は廃棄せず、輸血部に渡します。副作用の症状に対処するために薬液を投与することもあるので、抜針せずクランプしておきます。

第19回　診療に伴う看護技術⑤　薬物療法

❶

（1）4
解説　食間とは、食事と食事の間をいい、食後2〜3時間後の服用を意味します。

（2）2
解説　インスリン製剤の投与量は、mlやmgではなく「単位（U＝Unit）」という単位であらわされます。例としては、「毎食前に速効型インスリン4単位を皮下注射で投与する」といった形です。現在、インスリン製剤100単位は1ml、すなわち1

単位は0.01mlです。

（3）4
解説　放射線の単位は、Gy（グレイ）やSv（シーベルト）が用いられます。Gyは、放射線が、照射された物質にどれだけ吸収されたかを示します。Svは、放射線を浴びたときに人体に与える影響を示します。

（4）3
解説　直接血管に薬剤を注入するため、血中濃度に即座に影響します。

（5）1

解説 0.9%の濃度の塩化ナトリウム水溶液を生理食塩水といい、**体液とほぼ等しい浸透圧**をもちます。

（6）1

解説 自己注射の場合は、皮下注射によって投与します。皮下投与することで時間をかけて持続的に効果を発揮することができます。

（7）2

解説 ニトログリセリンは、**血管拡張作用**をもつ**硝酸薬**の1つで、狭心症治療薬として用いられます。静脈を拡げることで血流を停滞させ、心臓への静脈還流を抑えて心臓の負担を軽減したり、冠動脈を拡げて心筋への血流を増やします。

（8）3

解説 硝酸薬を内服（経口投与）で用いると、肝臓での初回通過効果を受けて無効化されます。皮膚貼用では効果の発現に時間がかかり、筋肉内注射は即効性と患者自身が行うという点で適しません。

（9）4

解説 乏尿や無尿では**カリウム**が排泄されず高カリウム血症が引き起こされます。そのため塩化カリウム注射液の使用は禁忌です。高濃度のカリウムの注射は心停止などのリスクがあるため、1モル塩化カリウム注射液は**必ず希釈**して用います。

第20回　診療に伴う看護技術⑥　罨法

（1）×

解説 冷罨法を実施した部位では、血管が収縮して一時的に血流が減少します。

（2）○

解説 冷罨法の冷刺激により知覚神経が鈍麻し、痛みの閾値が上がることで、疼痛が緩和されます。

（3）○

解説 温罨法にはリラックス効果、入眠効果もあります。

（4）○

解説 空気が入っていると熱伝導率が低下するため、空気は抜きます。

（5）×

解説 氷は**氷枕の2/3程度**まで入れ、少し水を加えます。

（6）○

解説 温刺激や冷刺激による熱傷や凍傷といった皮膚障害の危険もあるため、定期的な観察が必要です。

（7）×

解説 ゴム製の湯たんぽでは、湯を入れすぎると熱で膨張した空気により破損したり、湯が漏れ出ることもあるので、**湯たんぽの2/3程度**入れて使用します。プラスチック製や金属製は口元まで入れます。

（8）×

解説 ビニールでは湯の熱で破損する危険があります。**布製のカバーやタオル**などが適します。

（9）×

解説 ゴム製の湯たんぽの場合は60℃程度の湯を使用します。プラスチック製や金属製の場合は70〜80℃の湯を使用します。

（10）×

解説 熱傷を防ぐためにも、通常は直接皮膚に当てずに10cmほど離して使用します。

2

（1）2

解説 冷パップは湿性冷罨法です。

（2）4

解説 温湿布やホットパックは湿性温罨法です。乾性温罨法には、湯たんぽやあんか、カイロ、電気毛布、赤外線照射、熱気浴などがあります。

（3）2

解説　腸の蠕動運動を促進し、便秘の改善などに効果があるのは温罨法です。

（4）1

解説　温罨法には、知覚神経の興奮を抑制するこ

とで疼痛を緩和させる効果があります。そのほかにも加温・保温効果や筋の緊張の緩和、血管拡張による血行の促進、細胞の新陳代謝の亢進、リラックス効果などがあります。

第21回　診療に伴う看護技術⑦　吸引・体位ドレナージ

❶

（1）×

解説　気管吸引の前に体位ドレナージを行い、気道分泌物を中枢側に移動させておくと効果的です。

（2）○

解説　吸入療法により喀痰の粘度を下げるなどの処置をしておくと体位ドレナージがより効果的になります。

（3）○

解説　体位によっては食べ物が逆流し、嘔吐することもあるため、食後 2 時間以上経過していることを確認して実施します。

（4）×

解説　肺尖区が上になるような体位をとることで、重力によって分泌物が気管の方に移動します。

（5）×

解説　吸引圧をかけながらだとチューブが挿入しづらいうえ、周囲の粘膜にチューブが吸着し、粘膜を損傷することもあります。また吸引圧をかけたまま挿入すると過剰に気道内の空気を吸引してしまうので、圧はかけずに挿入します。

（6）×

解説　意識障害のある患者は、自力で喀痰などを排出することが困難なため、必要に応じて一時的吸引を行います。

（7）×

解説　気管挿管中でも口腔・鼻腔内吸引は実施できます。気道分泌物が貯留しやすいため、吸引によって除去します。

（8）○

解説　侵襲を伴う手技のため、緊急の場合やほかの方法を試しても効果がない場合に実施します。

（9）×

解説　気管吸引の時間が長引くと、気道内圧や動脈血酸素飽和度が低下し、やがて低酸素症を引き起こします。

（10）○

解説　胃内容物を吸引する場合には、咽頭から気道ではなく食道の方向へチューブが進むため、無菌操作で行う必要はありません。

❷

（1）2

解説　体位ドレナージは、喀痰の貯留部を気管支部分よりも高くすることで、重力によって移動させるのが目的です。

（2）4

解説　気管吸引は無菌操作で行いますが、鼻腔内や口腔内の吸引は無菌操作の必要はありません。

（3）2

解説　気道内の空気を過剰に吸引してしまうことによる低酸素症に注意が必要です。

（4）4

解説　気管吸引は感染を予防するために無菌操作で行います。吸引時間が長いと酸素が多く失われ、動脈血酸素飽和度は低下します。そのため 1 回の吸引時間は 10 〜 15 秒以内（10秒以内が推奨）とされます。

第22回　診療に伴う看護技術⑧　酸素吸入

（1）○
解説 超音波ネブライザーを用いた場合、薬液の粒子が非常に小さくなり、**気管支の先端まで到達**させることができます。

（2）✕
解説 横隔膜が下降し、胸郭が拡がることで吸入しやすくなるため、**座位やファウラー位**が適します。

（3）✕
解説 酸素は、可燃性の物質の燃焼を助ける性質をもつ**支燃性**（または**助燃性**）の気体です。

（4）○
解説 酸素吸入中に**火気の使用は厳禁**です。

（5）○
解説 MRI室内は強い磁気が発生するため、金属類の持ち込みは厳禁です。

（6）○
解説 酸素吸入療法は、低酸素状態を改善させたり、予防するために行われます。

（7）○
解説 感染予防のため、加湿器には**滅菌精製水**や**滅菌蒸留水**を入れて使用します。

（8）✕
解説 滅菌精製水や滅菌蒸留水でも時間の経過によって汚染されるため、注ぎ足しはせず、加湿器を交換（毎日の交換が推奨）します。

（9）✕
解説 一般的に酸素の残量が5MPaとなった時点が交換の目安とされます。

（10）○
解説 正確に測定するため、浮き子と目線の高さを合わせて確認します。

（1）1
解説 ボンベの色は、ガスの種類によって決められています。酸素ボンベの場合は黒色です。緑色は液化炭酸ガス（二酸化炭素）のボンベです。この色は、国によって異なります。

（2）2
解説 リザーバー付き酸素マスクは、60％以上の高濃度の酸素吸入が可能です。

（3）1
解説 横に寝かしておくと転がって思わぬ事故の原因となります。倒れないよう固定して立てて保管します。

（4）3
解説 酸素の残量は、ボンベ内の酸素がボンベの内壁を押す力（酸素内圧）で測ります。

第23回　診療に伴う看護技術⑨　採血

（1）✕
解説 7〜10cm中枢側、すなわち下流部分に巻くことで穿刺予定部位の血流が停滞し、血管が怒張して採血しやすくなります。

（2）○
解説 先に針を抜いてしまうとうっ血していた静脈血が漏れ出すことがあるため、先に駆血帯を外し、血流を正常に戻してから抜針します。また、真空採血管を用いた採血の場合には、採血ホルダーに真空採血管を挿したまま駆血帯をゆるめてしまうと、血液が逆流する危険があるため、真空採血管を外してから駆血帯を外します。

（3）✕
解説 冷罨法では血管も収縮し、効果的ではありません。温罨法をすることもありますが、血管が温められ拡張するだけで怒張することはないので、あ

まり効果的ではない場合もあります。

（4）✕

解説 手を開いたり閉じたりする運動（クレンチング）は血液中のカリウム値に影響することがあるため、行いません。

（5）◯

解説 血管が怒張しなかったりして血管が確保できないときには、左右の腕を変えたり、ほかの部位に変えたり、少し時間をおいて駆血帯を巻き直すなどして試します。

（6）◯

解説 患者の苦痛やうっ血による組織の損傷、そして溶血を防ぐためにも駆血は1分以内を目安とします。

（7）✕

解説 溶血を防ぐためにも、注射器の内筒はゆっくりと引きます。

（8）✕

解説 血小板の凝集作用による止血を妨げないため、もずまずに圧迫止血します。

（9）◯

解説 強い痛みやしびれは末梢神経損傷を疑います。直ちに抜針して採血を中止します。

（10）✕

解説 針刺し事故による感染予防のために使用した針はリキャップせずに廃棄します。

❷

（1）3

解説 静脈血採血では、血液を吸い上げやすく、溶血を防ぐために太め（21～22G）の針を用います。

（2）1

解説 静脈内注射と同じく、静脈内に針を留めるため、皮膚との角度を少なくして刺入します。

（3）2

解説 静脈血採血には、表在性かつ、太く弾力のある静脈が適します。大伏在静脈も採血ができる静脈ですが、下腿から足底を走行する静脈です。

（4）3

解説 糖尿病の患者などでは、患者自身が自己採血により血糖を測定します。

第24回　診療に伴う看護技術⑩　皮膚・創傷の管理

❶

（1）✕

解説 創面は生理食塩水や水道水で洗浄します。

（2）✕

解説 乾燥や消毒は、損傷した皮膚の再生に必要な細胞のはたらきも損ないます。消毒はせず生理食塩水や水道水を用いて洗浄し、湿潤環境を保つことで治癒が促進されます。

（3）◯

解説 圧迫することで創傷部位の血流が妨げられ、組織の壊死を引き起こす上、再生に必要な細胞の活動も阻害されます。

（4）◯

解説 ビタミンCは組織の再生に必要なコラーゲ

ン線維の産生に不可欠な栄養素です。

（5）✕

解説 マッサージによる刺激は創傷治癒の妨げとなります。

（6）◯

解説 デブリードマンにより壊死組織を除去してから密封します。

（7）✕

解説 半座位や仰臥位は腰部や臀部に重心がかかり、仙骨部の褥瘡を悪化させます。30度側臥位などが適します。

（8）✕

解説 円座（ドーナツ型クッション）を使用すると円の周囲の皮膚が引っ張られて虚血が起こり、褥

瘡の発生や悪化を誘発します。

（9）×

解説 褥瘡の発生を予防するためには筋肉をつけることが必要です。そのために良質なタンパク質が必要となります。またタンパク質は褥瘡や創傷によって損傷した組織の再生にも必要です。

（10）○

解説 米国褥瘡諮問委員会（NPUAP）では、褥瘡の状態（深達度）をⅠ～Ⅳに分類しています。Ⅰは皮膚に発赤がみられる程度の状態で、Ⅳは損傷が皮下組織を超えて骨や筋が露出した重症の状態です。

②

（1）3

解説 軽症では発赤、そして重症化していくと水疱やびらんなどの異常が現れ、組織が壊死します。

（2）1

解説 大転子部は、大腿骨骨端の上外側の盛り上がった部分をいいます。側臥位での褥瘡好発部位です。

（3）2

解説 損傷した組織への刺激が少ないため、生理食塩水や水道水での洗浄が推奨されます。

（4）2

解説 ブレーデンスケールは、褥瘡発生のリスクをアセスメントするスケールです。6つの項目からなり、点数が低い（最低点は6点）ほど褥瘡発生のリスクが高いとされます。病的骨突出が評価項目にあるのはOHスケールで、寝たきりの高齢者などの褥瘡発生予測の評価に適しているとされます。

第25回　医薬品の安全対策と管理

①

（1）×

解説 処方箋を発行できるのは医師（歯科医師・獣医師も含む）だけです。

（2）×

解説 処方箋なしでは処方箋医薬品を販売することは原則的にできません。

（3）○

解説 一般的な薬局やドラッグストアで市販されている医薬品のことをOTC医薬品（法的には一般用医薬品）といいます。作用が比較的緩徐なため、処方箋なしで誰でも購入することができます。

（4）○

解説 医薬部外品は医薬品に準ずる薬物で、疾患の予防に重点をおき、かつ人体に対する影響が緩徐なものをいいます。指定には厚生労働大臣の認可が必要です。

（5）×

解説 西洋医学でおもに用いられる化学的製剤と、漢方薬を代表とする生薬を併用することもあります。

（6）○

解説 強い中毒症状、依存症を引き起こす覚せい剤は、使用や所持、製造、譲渡などが禁止され、覚せい剤取締法により、非常に厳しい規制を受けます。

（7）×

解説 より毒性が強いのは毒薬です。

（8）○

解説 麻薬管理者免許は医師（歯科医師・獣医師含む）と薬剤師が取得できます。

（9）×

解説 麻薬施用者免許は医師のみが取得できます。

（10）×

解説 日本では医療目的であっても大麻（マリファナ）の使用はできません。大麻取締法により、使用のほか栽培や所持、譲渡、譲受が禁止されています。

②

（1）2

解説 塩酸モルヒネは、鎮痛や麻酔の補助として用いられる医薬品で、麻薬に指定されています。麻

薬は施錠できる堅固な設備で保管しなければなりません。

（2）3

解説 フェンタニルは麻薬性鎮痛薬で、疼痛の緩和や麻酔のために用いられます。

（3）2

解説 毒薬は、貯蔵も陳列もほかの医薬品と区別するように定められています。使用後のアンプルや

残った麻薬注射液は、薬剤部や麻薬管理責任者へ返却します。また複数の患者で分割して使用することは避け、原則的に１人に用います。

（4）1

解説 毒薬は、「黒地に白枠、白字で、毒の文字と医薬品名を明記」します。毒薬や劇薬の指定は厚生労働大臣が行います。麻薬施用者免許と麻薬管理者免許を交付するのは都道府県知事です。

第26回　医薬品の作用

（1）○

解説 受容体と結合して活性化させ、薬理作用を発揮する医薬品を作動薬（アゴニスト）といいます。受容体と受容体を作動させる物質との結合を妨げ、現れるはずの作用を遮断する医薬品は拮抗薬（アンタゴニスト）や遮断薬（ブロッカー）とよばれます。

（2）×

解説 薬物を投与したときに、最も期待される作用を主作用、本来の目的に沿わない不要な作用を副作用といいます。

（3）×

解説 ニトログリセリンは狭心症の治療薬として用いられます。血管拡張作用があるため、血圧を低下させます。

（4）○

解説 フェンタニルは、がん患者の疼痛などで貼付剤としても用いられます。

（5）×

解説 世界初の抗生物質がペニシリンです。抗菌作用を示す抗菌薬の１つです。

（6）○

解説 アシクロビルは口唇ヘルペスや帯状疱疹などの治療に用いられる抗ヘルペスウイルス薬です。

（7）×

解説 ワルファリンは、肝臓でつくられるプロトロンビンなどの血液凝固因子の産生を抑制すること

で、血液の凝固を防ぐ作用をもちます。

（8）×

解説 ヘパリンは血栓の形成を阻害したり、血栓を溶解させる作用をもつ抗血栓薬のうち、血液凝固を抑える因子を活性化させることで血液の凝固を防ぐ作用を発揮する抗凝固薬に分類されます。同じ抗血栓薬のうち、アスピリンは血小板の凝集を阻害し、血栓の形成を防ぐ抗血小板薬です。

（9）○

解説 副腎皮質ホルモンである糖質コルチコイドからつくられる医薬品が副腎皮質ステロイドで、抗炎症作用や抗アレルギー作用、免疫抑制作用などを発揮します。

（10）×

解説 ジギタリスは、心筋の収縮力を高める強心薬です。

（1）4

解説 テオフィリンは、気管支平滑筋に作用して気管支を拡張するキサンチン誘導体の１つで、気管支喘息や慢性閉塞性肺疾患の治療などで用いられます。最小有効量と中毒量の幅が狭いため、血中濃度の観察が重要です。

（2）2

解説 睡眠薬や抗血栓薬、鎮痛薬はどれも即効性が期待され使用されます。抗うつ薬は安定的に効果が発揮されるまでに数日から数週間の時間を要します。

（3） 2

解説 メチシリン耐性黄色ブドウ球菌（MRSA）は、院内感染の原因菌としても知られます。日常的に存在する菌で弱毒性ですが、**抵抗力が低下すると感染症を発症し、重症化することもあります。**

（4） 4

解説 アドレナリンは、交感神経に作用して興奮を促すアドレナリン作動薬です。血圧の上昇や気管支の拡張、心収縮力の増大といった作用を示します。

第27回　医薬品の副作用

①

（1） 4

解説 薬物の副作用を収集する上でまず重要になるのは、**過敏症（アレルギー）の有無**です。特定の物質や過去に使用した薬剤などへの過敏症を知ることで、有害な作用の発現を抑えます。

（2） 2

解説 狭心症の発作時に用いられる硝酸薬であるニトログリセリンには、**血管拡張作用があります。**血管を拡げることにより、**血圧の低下が副作用として現れます。**そのほかにも頭痛や熱感、動悸、吐き気・嘔吐などが現れることがあります。

（3） 2

解説 麻薬性鎮痛薬の代表的な副作用が腸蠕動の抑制による便秘です。またそのほかの副作用として悪心・嘔吐、眠気、せん妄などがあります。

（4） 4

解説 副腎皮質ステロイドの長期服用は、骨細胞のはたらきを弱めると同時に破骨細胞のはたらきを強め、骨からの過剰なカルシウム放出を促すことで骨粗しょう症を引き起こします。また満月様顔貌や肥満、浮腫、糖尿病など、多くの副作用が現れます。

（5） 2

解説 骨髄の機能が抑制されることにより、血球

細胞の産生が阻害され、さまざまな症状が現れます。赤血球の減少による貧血や白血球の減少による免疫力低下、そして血小板の減少による出血傾向などがみられます。

（6） 1

解説 ゴマノハグサ科に属する植物に含まれる**強心作用をもつ物質を総称してジギタリス**といい、ジゴキシンやジギトキシンなどがあります。ジギタリスの使用では、不整脈、徐脈などの循環器症状のほか、悪心や嘔吐、食欲不振、下痢といった消化器症状や、めまい、頭痛、視覚障害などが副作用（ジギタリス中毒）として現れます。

（7） 4

解説 モルヒネの副作用として、便秘や悪心・嘔吐、血圧低下、眠気、呼吸抑制などがあります。また依存性もあるので注意が必要です。

（8） 1

解説 満月様顔貌とは、脂肪の沈着により顔が丸くなる症状で、副腎皮質ステロイドの特徴的な副作用でもあります。プレドニゾロンは、抗炎症薬のほか、がん（悪性リンパ腫）治療のためのホルモン剤としても使用されます。

（9） 1

解説 糖尿病の治療で用いる**インスリンは血糖を下げる**ため、低血糖の副作用に注意が必要です。

第28回　医薬品の禁忌と注意

（1） 3

解説 ワルファリンは、血液凝固因子の産生を抑制し、**血液の凝固を防ぐ抗凝固薬**です。出血傾向の

ある患者では、出血が止まらなくなるため、**使用は禁忌です。**

（2） 1

解説 無尿時には尿によってカリウムが排泄され

ないため、血中のカリウムが過剰になります。その
ときにカリウムを投与することで高カリウム血症を
引き起こす危険があります。

（3）2

解説 副交感神経の抑制に作用する医薬品が抗コ
リン作動薬で、消化管の運動や緊張の抑制、尿管や
膀胱平滑筋の収縮抑制、血圧低下の予防、瞳孔散大
などの薬理作用を示します。その代表的なものがア
トロピンやスコポラミンです。抗コリン作用により
瞳孔散大が起こることで眼房水の排泄が阻害され、
眼圧がさらに上昇する危険があるため、緑内障では
禁忌です。ただし最近になり、緑内障の種類によっ
ては禁忌ではなく、慎重投与とされるようになりま
した。

（4）1

解説 インドメタシンは、非ステロイド系の抗炎
症薬で、解熱や鎮痛などのために用いられますが、
副作用として胃腸障害が現れます。これは、非ステ
ロイド系の抗炎症薬が、胃粘膜の血流保持や粘膜保
護作用をもつプロスタグランジンの合成を阻害する
ためです。

（5）3

解説 抗凝固薬であるワルファリンは、血液凝固

因子の産生に必要なビタミンKと拮抗することで凝
固因子の産生を抑制します。そのため腸でビタミン
Kを産生する納豆は、避けたほうがよい食品です。

（6）4

解説 ビタミンKを多く含む青菜などの食品は、
ワルファリンの作用を妨げます。

（7）1

解説 グレープフルーツに含まれるフラノクマリ
ンという物質は、代謝酵素の作用を抑えて薬の分解
を遅らせてしまい、薬が効きすぎてしまう危険があ
ります。特に併用を避けるべき医薬品がカルシウム
拮抗薬や、免疫抑制剤であるシクロスポリン、タク
ロリムスなどです。

（8）3

解説 降圧薬には血圧を下げる作用があります。
過剰に血圧が低下することでめまいや立ちくらみ、
ふらつきなどが現れ、転倒や転落のリスクが高まり
ます。特に高齢者では注意が必要です。

（9）3

解説 医薬品の添付文書には、その医薬品の効
能・効果や用法及び用量のほか、警告や使用上の注
意、禁忌などの重要事項が示されています。

第29回　救急救命処置

❶

（1）2

解説 救急救命処置においては、まず対象の意識
レベルを把握し、反応がない場合には呼吸を確認し、
気道を確保します。呼吸がない場合には直ちに胸骨
圧迫や人工呼吸を開始します。

（2）2

解説 意識レベルの評価には、グラスゴーコーマ
スケール（GCS）やジャパンコーマスケール（JCS）
などを用います。アプガースコアは新生児の健康状
態を評価するときに用います。ロールシャッハテス
トは精神科領域で用いられる性格検査、ホーン・ヤ
ール重症度分類はパーキンソン病の重症度を評価し
ます。

（3）2

解説 一次救命処置（BLS）は、医療機器や医
薬品などを用いず、一般の人でも行うことのできる
心肺蘇生法で、徒手で行う気道確保や人工呼吸、胸
骨圧迫（心臓マッサージ）、AEDの使用などです。

（4）4

解説 JRC蘇生ガイドライン2020年版によれ
ば、胸骨圧迫は、胸骨の中心を胸が約5cm沈むく
らいの強さ（成人の場合）で圧迫し、1分間に
100～120回の速さでできるだけ中断せずに圧迫
し続けるのがよいとされています。

（5）4

解説 感電しないように、通電時は患者から少し
離れ、触れてはなりません。

（6）4

解説 強く巻きすぎると血流が妨げられ、組織の壊死を引き起こします。ただし、出血を抑えるために一時的に強く縛り血流を遮断することはあります。患部の固定目的でなければ、巻くときはなるべく関節の動きを妨げないようにします。また血流に沿うように、末梢から中枢にかけて巻きます。

（7）1

解説 ショック時は、下肢を挙上させることで脳や重要な臓器に血液が流れるようにします。

（8）2

解説 ジャパンコーマスケールでは、開眼、すなわち覚醒している状態をⅠ、刺激することで覚醒する状態をⅡ、そして覚醒しない状態をⅢとしています。Ⅱのうち、普通の呼びかけで開眼するときはⅡ-10、大声で開眼するときはⅡ-20とします。Ⅰでは、ほぼ意識清明の状態をⅠ-1、見当識障害のある状態をⅠ-2、名前や生年月日が言えない状態をⅠ-3とします。

（9）2

解説 トリアージタグは、原則的に傷病者の右手首に装着します。

第30回　検査と評価法

（1）×

解説 早朝尿や随時尿では中間尿を採取します。

（2）○

解説 開始時に採取した尿は捨て、終了時に採取した尿は加えます。

（3）×

解説 細菌や食物残渣などの不純物が少ない喀痰を採取するために、採取前に含嗽や歯磨きを促します。

（4）○

解説 睡眠中に喀痰が貯留しやすいため、起床時は検査に適する濃密な喀痰が採取できます。

（5）○

解説 医療被曝を避けるために検査室から退室します。

（6）○

解説 金属類はX線を通さないために白く映ってしまい、診断の妨げとなるため、外してもらいます。

（7）×

解説 X線を透過する部分は黒く、透過しない部分は白く映ります。骨や造影剤は透過性が低いため白く映ります。

（8）○

解説 放射線は胎児の成長に影響を及ぼしやすいため、必ず妊娠しているか、あるいはその可能性があるかを確認します。

（9）×

解説 エコー検査は超音波を用いた検査のため、妊娠中であっても影響はなく実施可能です。

（10）×

解説 徒手筋力テスト（MMT）は、転倒や寝たきりの予防に注意が必要な高齢者などの運動機能・筋力を評価するテストです。評価は0〜5までの6段階で行います。

②

（1）2

解説 穿刺部を強く圧迫して絞り出すとリンパ液や組織液が混入し、正確な測定ができなくなります。

（2）4

解説 パルスオキシメーターは、指先に装着した器具により経皮的に動脈血酸素飽和度を計測するため、非侵襲的な方法です。皮膚の損傷や血液循環の障害を予防するため、プローブの装着部位はなるべく変えるようにします。SPO_2のほかに脈拍数が表示されます。

（3）3

解説 胃は食道から続いて左に大きく膨らんでいます。左半身が下になることで膨らんだ部分が底になり、形状が安定し、検査がしやすくなります。

（4）1

解説 関節可動域（ROM）は、各関節が動く範囲のことで、角度で表します。その角度は各関節によって異なります。

第31回　医療安全対策

（1）×

解説 インシデントレポートは反省文や始末書とは異なり、**事故の発生を予防するためのもの**です。そのため必ずしも当事者が報告しなければならないものではありません。

（2）×

解説 インシデントは**ヒヤリ・ハット**ともよばれる、実際には事故は起こらなかったけれども事故になりえた**潜在的な事例**のことをいいます。その経験を活かし、実際に事故を起こさないために報告します。

（3）○

解説 院内や医療現場において、事故防止のために活用するもので、**警察への届け出義務はありません**。

（4）×

解説 厚生労働省への報告義務はありません。事故の発生を未然に防ぐために自発的に公表、提供し、生かしていくのがインシデントレポートです。

（5）×

解説 書式はとくに**統一されていません**。各医療施設により異なります。

（6）○

解説 医療ミスの場合は、民事訴訟に加え刑事訴訟、さらには行政処分の対象ともなります。

（7）○

解説 医療安全管理者を配置し、しかるべき医療安全対策を講じることが義務付けられています。

（8）×

解説 操作を誤りにくい最新の医療機器の導入はヒューマンエラーによる**医療事故防止に有効**です。

ただし、医療機器を扱うのは人間です。操作を誤らないような、また誤った場合でも事故につながらないような体制作りも合わせて徹底することが重要です。

（9）○

解説 医療従事者の故意や過失の有無を問わず、医療を行う上で起きた事故はすべて**医療事故**とされます。そのうち医療従事者の故意や重大な過失により発生したものが**医療過誤（医療ミス）**とよばれます。

（10）×

解説 各医療施設が自発的かつ積極的に行うべきで、医療法に基づく義務としては課せられていません。

❷

（1）3

解説 医療事故につながる恐れのあった事例を検証し、今後の事故の発生を予防するのがインシデントレポートの目的です。

（2）4

解説 患者の手首につけてあるネームバンドで本人確認を行います。

（3）2

解説 医療事故発生時はまず患者の安全が最優先です。その後、事故に関する記録や物品の保全に努めます。発生部署内だけで解決するのではなく、組織・病院全体で情報を共有し、対応を検討していくべきです。

（4）4

解説 日本医療機能評価機構は、厚生労働省から委託され、医療事故情報を収集・分析し、医療安全対策に役立つ情報として提供しています。医療安全支援センターは、医療法に基づき、都道府県、保健

所を設置する市及び特別区により設置されています。医療に関する苦情・心配や相談への対応や、医療機関、患者、住民に対して、**医療安全に関する助言および情報提供等**を行っています。

（1）×

解説 傷のない皮膚はスタンダードプリコーションの対象ではありません。

（2）×

解説 感染症の有無にかかわらず、すべての患者に対して標準的に行われるのがスタンダードプリコーション（標準感染予防対策）です。

（3）×

解説 マスクやゴーグルの着用は、飛沫感染の予防に必要とされています。

（4）○

解説 手袋を使用していたとしてもピンホール（見えない微細な穴）によって汚染されている可能性もあります。また処置中に破損することも考慮し、手袋を着用する場合でも処置前後には必ず手洗いをします。

（5）×

解説 皮膚の表面は細菌の増殖を抑えるために弱酸性に保たれています。アルカリ性の石けんでは、抗菌作用が中和されてしまいます。

（6）○

解説 一部の細菌が形成する耐久性の高い構造体が**芽胞**（がほう）です。

（7）×

解説 ディスポーザブル（使い捨て）の器材、物品は、**使用した後は廃棄**します。

（8）○

解説 擦式消毒薬は、**手をこすり合わせ、乾いたときに消毒効果を発揮**します。そのためペーパータオルで拭く必要はありません。

（9）×

解説 受け渡しの際は、消毒液のついた綿球を持っている清潔な方（受け渡す方）の鑷子（せっし）が**必ず上に**なるようにします。

（10）○

解説 鑷子の先端が上を向いていることで綿球についた**消毒液が汚染部である上方（持っている方）**へ向かってしまうため、鑷子の先端は常に水平より下に向けます。

（1）3

解説 スタンダードプリコーションの対象は、患者の血液、汗を除く体液、分泌物、排泄物、粘膜、傷のある皮膚です。

（2）2

解説 5μm以下という非常に小さな飛沫核を吸い込むことによる感染が空気感染です。そのため通常のマスクやゴーグルなどでは効果がありません。N95マスクは微粒子も遮断できるマスクで、小さな病原体の侵入も防ぎます。

（3）1

解説 気圧を上げることにより100℃以上の温度にした蒸気で行う滅菌法が高圧蒸気滅菌で、オートクレーブを使用します。

（4）2

解説 一目で感染性廃棄物であることを識別できるように、感染廃棄物はバイオハザードマークのついた容器に廃棄します。さらに血液など液状のものは**赤色**、ガーゼや包帯など固形のものは**橙色**、注射針やガラスのような鋭利なものは**黄色**に色分けされています。

第33回　地域・在宅に関わる看護

❶

（1）×
解説　訪問看護ステーションの管理者になることができるのは、常勤の保健師と看護師のみです。

（2）×
解説　訪問看護の実施には、主治医による指示書が必要です。

（3）○
解説　開設には、最低でも2.5人の常勤の看護職員が必要です。

（4）○
解説　訪問看護ステーション事業における従事者として訪問できる職種は、保健師や助産師（健康保険法の指定を受けた訪問看護ステーションの場合）、看護師、准看護師、PT（理学療法士）、OT（作業療法士）、ST（言語聴覚士）です。

（5）×
解説　言語聴覚士も従事者に含まれます。

（6）×
解説　訪問看護は医療保険の適用も受けることができます。すなわち誰もが利用することができます。

（7）×
解説　要介護認定は、市町村の介護認定審査会で行われます。

（8）○
解説　理学療法士も訪問看護ステーションの従事者として訪問看護を行うことが認められています。

（9）×
解説　保健所の設置主体は、それぞれの都道府県になります。

（10）×
解説　地域包括支援センターは介護保険法に基づき設置されています。

❷

（1）1
解説　訪問看護ステーションの実施する訪問看護には、病状の観察や日常生活援助、薬剤の相談・指導、医師の指示による医療処置、褥瘡予防・処置、認知症のケア、リハビリテーション、ターミナルケア、家族への支援・相談などがあります。

（2）4
解説　市町村保健センターは、健康相談、保健指導、健康診査など、地域保健に関する事業を地域住民に行うための施設で、地域保健法に基づいて設置されています。

（3）3
解説　介護支援専門員（ケアマネジャー）は、利用希望者の相談に応じ、要介護者等がその心身の状況等に応じ適切なサービスを利用できるよう、市区町村、サービス事業者等との連絡・調整やケア計画の立案を行います。

（4）1
解説　地域包括支援センターの設置主体は市町村になります。また市町村から委託され、社会福祉法人や社会福祉協議会、民間企業などが設置・運営している場合もあります。